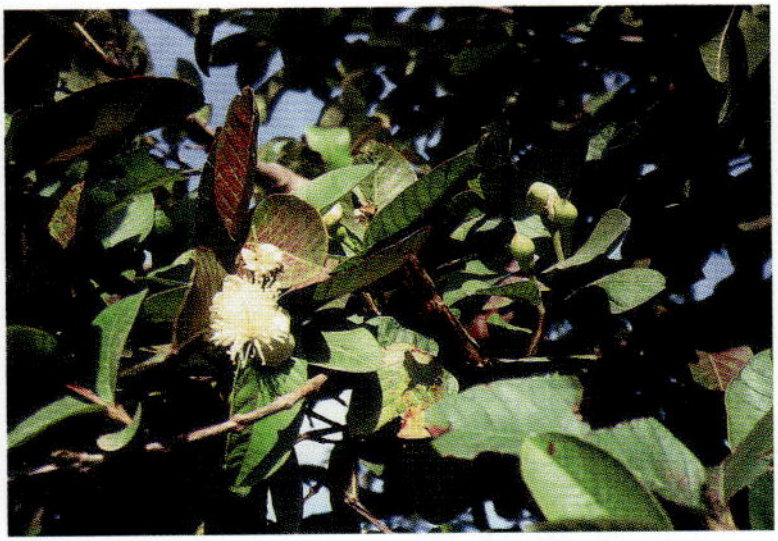

16

16　マンゴー（ウルシ科）。ウルシオールに似たマンゴールというかぶれの原因物質をもつ（172頁）

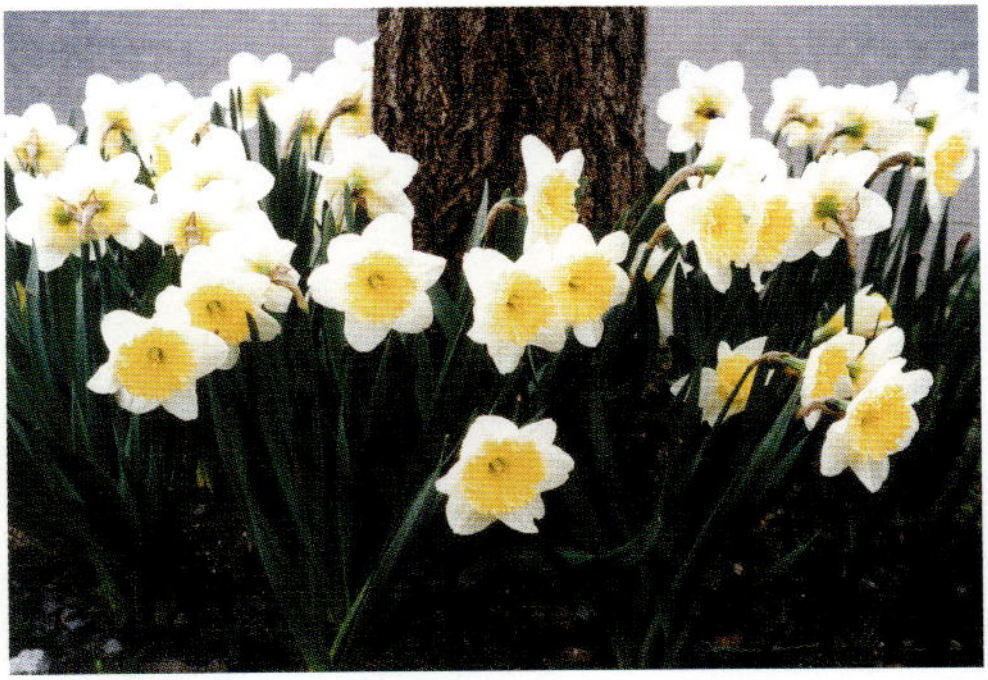

17

17　スイセン（ヒガンバナ科）。愛らしい花だが、有毒。葉をニラの葉と間違えたケースや球根をタマネギと間違えて調理した例がある（172頁）

18

18　アジサイ（アジサイ科）。飲食店で料理の盛り付けに使われ、食べた人にめまいや嘔吐などの中毒症状が出た（174頁）

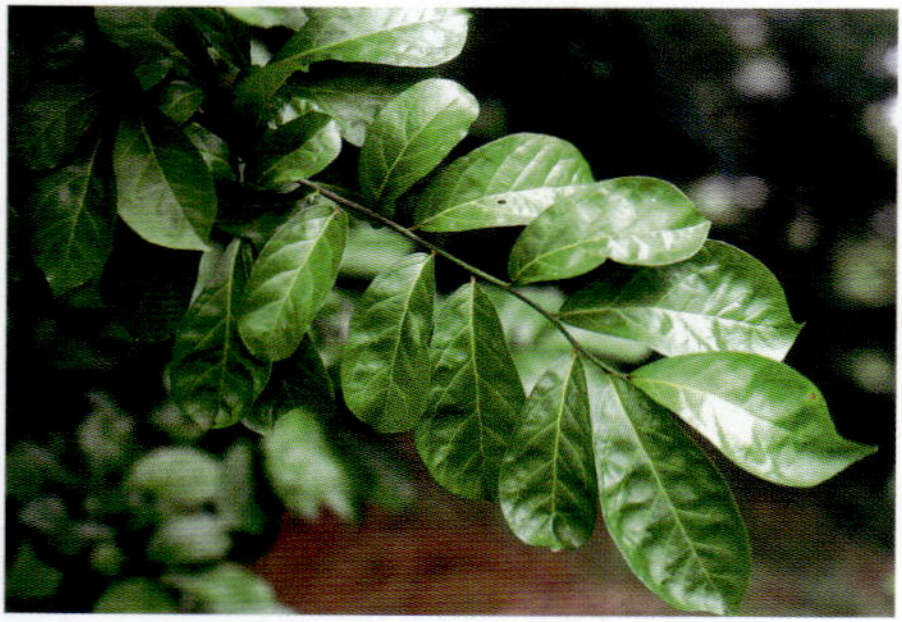
19

19　コクサギ（ミカン科）。葉のつき方は特徴的で、特にコクサギ型葉序といい、右に2枚、ついで左に2枚となっている（176頁）

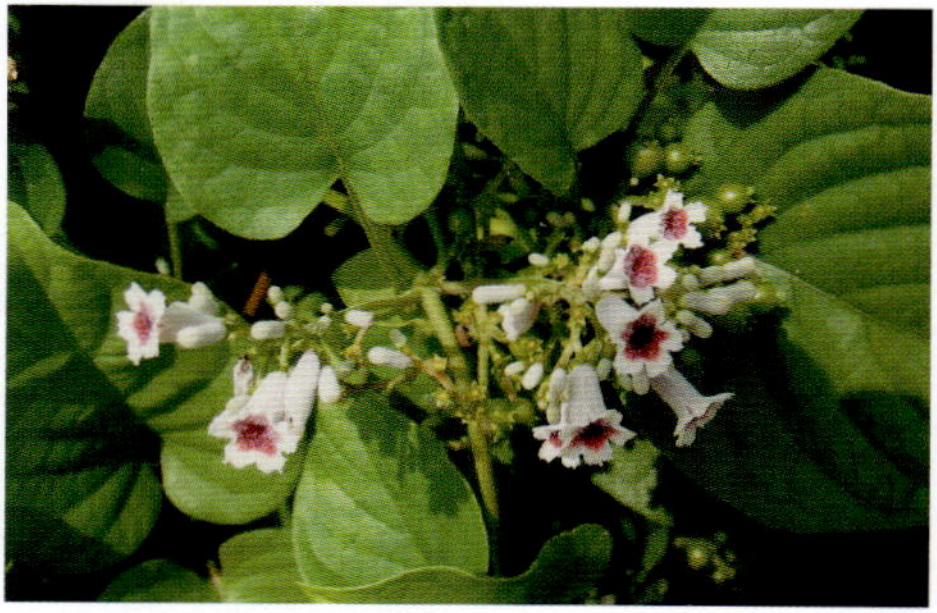
20

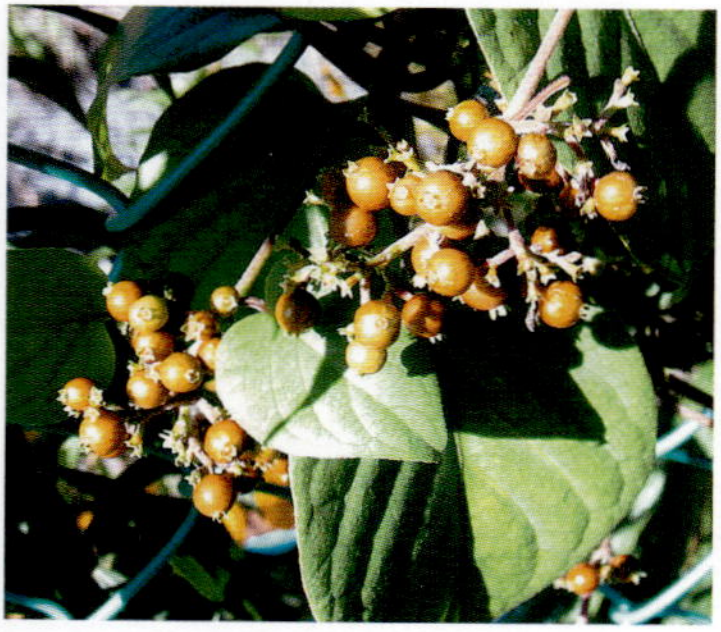
21

20−21　ヘクソカズラ（アカネ科）。葉や茎に悪臭があるが、愛らしい花をつける。口絵21はその果実を示す。ことわざ「屁糞葛も花盛り」は、人に好かれないこの植物にもきれいな花を咲かす時期があるように、器量の良くない娘にも魅力的な時期があるのたとえ（178頁）

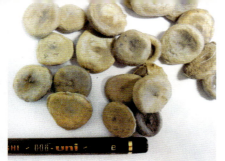

22

22　マチン科のマチンの種子。マチンはインド原産といわれ、種名は「嘔吐を起こさせる木の実」という意味だが、マチンの種子には催嘔吐作用はない。マチンの毒の主成分はストリキニーネで、種子数個で成人の致死量に達する（207頁）

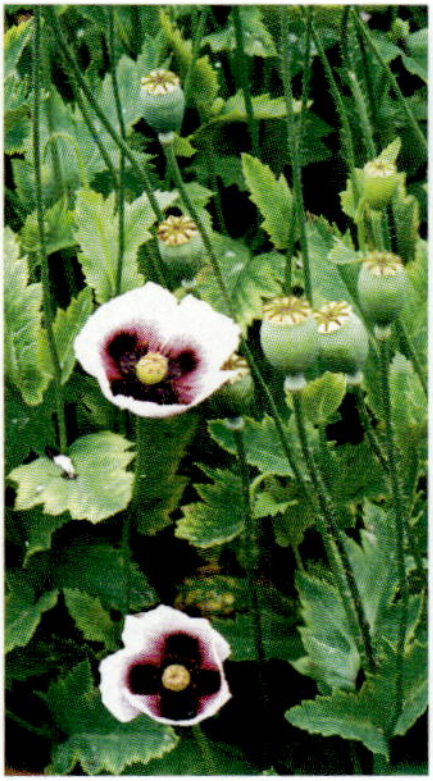

25

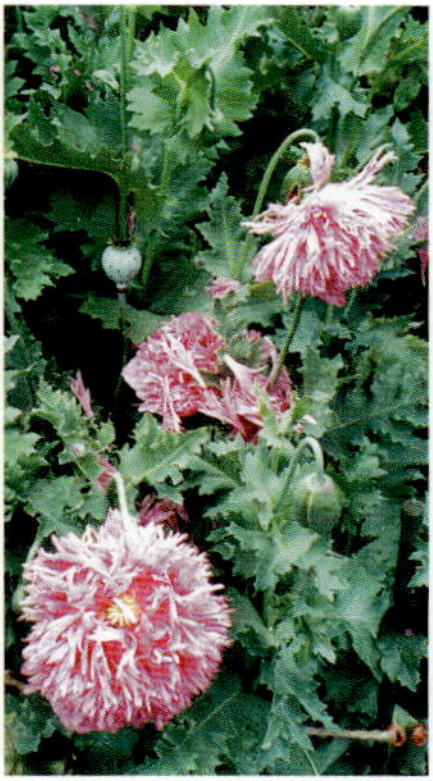

24

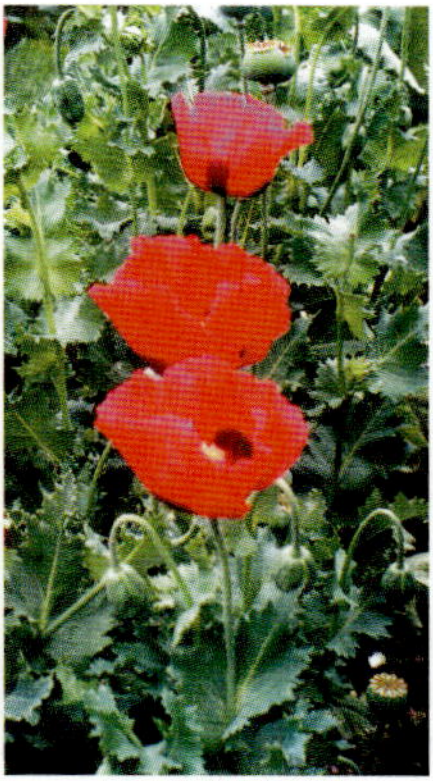

23

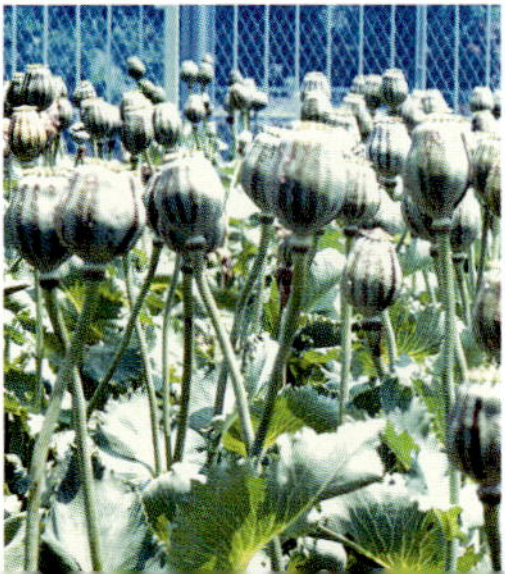

26

23－26　ケシ(ケシ科)。園芸用のヒナゲシなどと区別して「阿片ゲシ」ともいう。口絵25は小型のケシのアツミゲシ(*P. setigerum*）で、愛知県渥美半島で日本への帰化が確認された。美しい花が終わるとケシ坊主（口絵26）と称される果実ができ、この表面に傷をつけて出てくる乳液を集めて固めたものが「阿片」である。日本では原則栽培禁止で、栽培には厚生労働大臣の許可がいる（239頁）

27−28　コカ（コカノキ科）の畑と、コカの葉を持つ労働者（写真提供・ボリビア在住・小森ウゴ氏）。ボリビアではコカの葉のチューイングやコカでできたお茶の服用は合法的な風習である（245, 246頁）

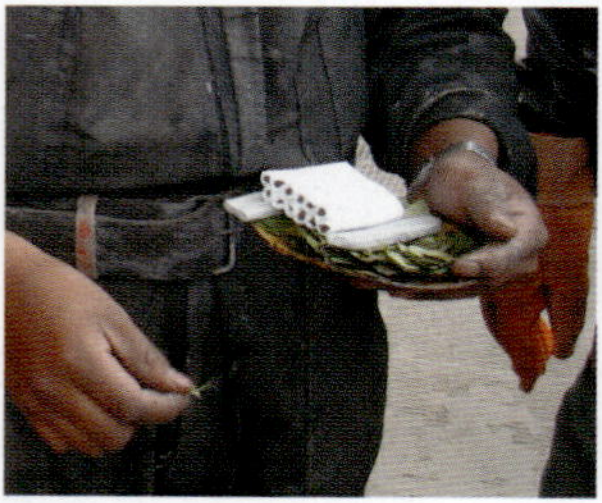

28

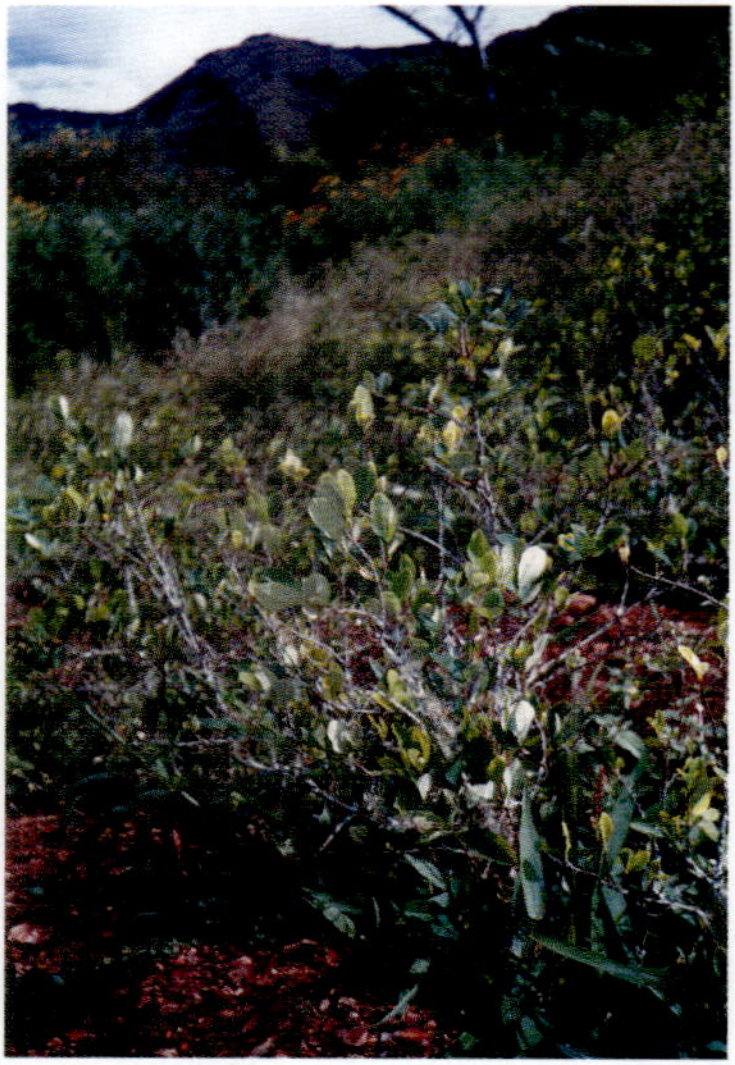

27

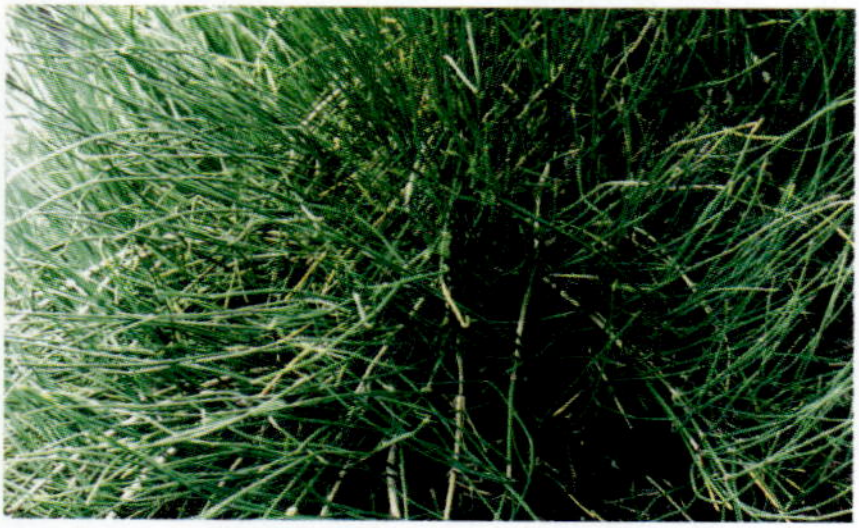

29

29　マオウ（マオウ科）。この植物の地上部の乾燥品が、葛根湯に配合される麻黄である。麻黄からはエフェドリンが得られ、エフェドリンの化学変化により覚醒剤のヒロポンができる（258頁）

毒

青酸カリからギンナンまで

船山信次

PHP文庫

○本表紙図柄＝ロゼッタ・ストーン（大英博物館蔵）
○本表紙デザイン＋紋章＝上田晃郷

はじめに

「毒」と聞くと皆さんは何を思い出されるでしょうか。手足にふれると腫れたりするクラゲやイソギンチャクの毒でしょうか？　あるいは濃い紫の花を咲かせるトリカブトの猛毒でしょうか？　フグやヘビの毒でしょうか？　鉱物の鉛や水銀が体内に入ると怖いという話を聞いたことがあるかもしれません。推理小説でヒ素や青酸カリウムは殺人の道具として登場します。家にある殺虫剤や洗剤や除草剤、それに嗜好《しこう》品であるタバコやお酒であっても間違って口に入れたり、量を過ぎたりすると怖いものがあります。

そもそも人類は毒とどのように出会ってきたのでしょうか。人は食べなければ生きていけません。食べ物が豊富にあった「森」から離れることを選んだ人類は「飢餓」という問題とも直面したはずです。好奇心から、自然界の未知のものについて食べられるのかどうかを試すという行為に及んだ者もいたでしょう。気分が悪くなるか、なんでもないか、その結果はともかく、種々挑戦した人はいたはずです。原始的な生活であっても、病気になると身の回りの植物から薬草を見つけ、狩猟のために矢に塗る毒物を探すという生活があったことが世界の各地で報告されています。実際、今日アフリカに住む野生チンパンジーが虫下しのために葉を選んで食べることが観察されています。ですから、毒と人類との出会いは思いの外《ほか》早かったのかもしれません。

たとえば古代エジプトでは、パピルスに象形文字で医療に関することが記録されています。紀元前一五五〇年頃に書かれた『エーベルス・パピルス』には、およそ七〇〇種類もの植物、動物および鉱物の「生薬《しょうやく》」が記載され、それらを使った八〇〇種類の処方が述べられているとされています。その中には、ドクニンジン、トリカブト、アヘン、ジギタリスなどの毒物とそれを治療薬として利用することが書かれています。

こうなると「毒」と「薬」は表裏一体の関係であることがうかがえます。このことを指して私は「薬毒同源」と呼んでいます。毒と聞くと、恐ろしいというイメージが先に立つかもしれません。しかし、生物活性のある物質はどのようなものでも毒性をもつといえるかもしれません。その量と対象、その対象が置かれている環境、用い方です。その物質が生体に対して何らかの作用をするとき、「生物活性がある」という言い方をします。そして、ある物質が望ましい作用をしたとき、人はその物質を「薬」と呼んでうやまい、逆に望ましくない作用をしたとき、人はその物質を「毒」と呼んで恐れ嫌うのです。全く同じ物質なのに、場合によっては薬といわれ、また、場合によっては毒といわれることがあるわけです。

先ほどあげたトリカブトは毒草の代名詞ですから、皆さんもどこかで聞いたことがあるでしょう。アイヌ民族が熊を狩るときに使う矢毒としても使用されていました。トリカブトの毒成分は、根だけでなく葉や花にもあります。トリカブトは切り花として販売されることもありますから、注意が必要です。一方、漢方ではトリカブトの塊茎《かいけい》を調製したものが「附子《ぶし》」や「烏頭《うず》」と称して使われます（口絵1〜2）。

ここに説明したように、毒や薬というのはいつも人間の側の都合で呼ばれるだけで、その物質の責任ではありません。毒というのはある物質に固有の符牒《ふちょう》ではなく、そこに人間が介在しないと毒にはならないのです。同様に、薬とされるものも使い方を誤れば、毒にもなりうることを心に留めておくべきでしょう。

毒の存在にはいつも生物としての人が介在しています。そこで、この本では、毒と人間の営みとの関わりに焦点を当ててみました。

まず、毒というものを理解するための基本的な知識を述べ、次に「毒とは何か」、その多面的な顔に迫ります。ついで、人間の歴史の中で、毒がどのように登場してきたかを振り返ります。さらに、人が様々な毒と遭遇してしまったために起きた事故、また、毒の存在ゆえに起きてしまった犯罪（事件）について紹介します。もちろん、だれでもそうした毒による事故や犯罪に巻き込まれたいとは思わないでしょうが、こうした事故や犯罪の裏には人間の奥深い欲望や心理が見え隠れするものです。

最後に、毒というイメージからすると少々異なるかもしれませんが、人を害するという点では毒と共通している麻薬と覚醒剤や大麻、最近話題となっている危険ドラッグについてふれます。これらは「依存性が高い」物質として知られ、人生を台無しにする危険（毒）性があります。

それにしても毒は不思議な存在です。かつての人々はわずかの量を服用するだけで人を死にいたらしめたりする毒の作用に、まさに神がかり的な魅力や魔力を感じたことでしょう。近代有機化学が発達した今日では、これらの毒の姿を科学（化学）の目ではっきりと見ることができます。それをわかっていただこうと思い、毒の化学構造式も随所に示しました。しかし、これらの化学構造式がわずらわしく感じるようであれば無視してくださって結構です。それでも文意は十分に伝わるように書いたつもりです。

なお、この本には取り扱ったテーマ上、薬の効能のような記載もありますが、あくまでも学術的な知見として述べています。この本に書いてある情報を鵜《う》呑みにして、自らあるいは他人の治療に応用しないでいただきたいと思います。また、絶対に誤解してほしくないのは、私が毒の、生命を危うくする性質を礼讃《らいさん》しているわけではないということです。私の主張は逆で、生命の尊さと不思議を毒の面から知るということであり、決して毒の悪用を容認するつもりはありません。

また、この本には、「キチガイナスビ」や「気違い水」といった表現がありますが、単に、植物や酒の別称など事実関係を示したもので、人権を損なう意図は一切ありません。読者諸氏の御明察を仰ぐ次第です。

毒　目次

第2章 毒とは何か

第3章　歴史のひとこまを飾る毒

第4章
食べ物と毒

第5章 毒による事故

第6章 毒にまつわる犯罪

第7章 麻薬と関連物質

第１章

毒についての基本知識

二十一世紀を間近にした一九九八年には日本の各地で毒に関係する事件が多発しました。一部を並べてみると、和歌山毒物カレー事件、新潟毒物混入事件、毒入り偽《にせ》やせ薬事件、長野毒物事件などとなり……京都の清水寺にて毎年十二月に選ばれる、その年の世相を象徴する「今年の漢字」に「毒」が選ばれたのもうなずけます。

一方、毒という字は妻という字に似ているということなどから、第一生命が毎年募集しているサラリーマン川柳にも「『妻』の字が『毒』にみえたら倦怠期《けんたいき》」（一九九四年）とか、「続柄あわてて『妻』を『毒』と書き」（二〇〇一年）、そして「僕の嫁国産なのに毒がある」（二〇〇九年）などというのもありました。毒という文字は直接、妻と関係があるわけではありません。ちなみに、妻という文字は、女性が簪《かんざし》を頭に挿して正装し、祭りに奉仕する姿を表す象形文字と言われています（白川静『常用字解』）。

毒は決して私たちの生活から乖離《かいり》しているものではなく、人は毒と付き合ってきているといえます。たとえば、家庭で使用される洗剤や殺虫剤、除草剤などは使い方が不適切ですと、私たちの命を脅かす存在ともなります。また、私たちの体内に存在するアドレナリンやインスリンといった物質ですら、場合によっては、いずれも私たちの生命を脅かす毒ともなりうるのです。すなわち、毒との付き合いは、単におどろおどろしい（気味が悪い）ものとして怖がったり、ただ面白がったりしてはいけないのです。

科学者であり、また随筆家としても知られる寺田寅彦（一八七八―一九三五）は、晩年の一九三五年八月に、浅間山の噴火に遭遇したことを書いた随筆「小爆発二件」の中で「ものをこわがらな過ぎたり、こわがり過ぎたりするのはやさしいが、正当にこわがることはなかなかむつかしい」と述べています。毒に対しても全く同じことが言えると思うのです。

人が毒に出会ったとき

そもそも毒と出会った人は、どんな態度をとるのでしょうか。たとえば、きのこを食べて下痢《げり》や吐き気といった症状にみまわれたら、その原因がきのこにあるのではないかと疑い、身内や周りの人にしきりに訴えるでしょう。それが教訓として語り継がれていきます。病気や死の原因が体に入り込んだ悪い「虫」や、悪魔や精霊の力として語られたりすることは、今日の一部の民族集団でも見られることです。霊界と交流することのできる巫女《みこ》や預言者《よげんしゃ》が薬物を用いたトランス状態で神意を伝えたり、伝承薬物を使って民間療法を行なうことも見られます。

古今東西、ヘビやサソリといった毒をもった生き物は忌避の対象であったとともに、その力を敬われ、偶像崇拝の対象ともなりました。古代エジプト文明では、コブラの神ウラエウスは王権の象徴として王の被り物の額部に彫られていました。古代ギリシアで医神として崇《あが》められたアスクレピオス像は、ヘビを伴った姿として描かれており、「アスクレピオスの杖」を持っています。

歴史的に考えると、やがて文字が発明され、紙に記録することができるようになったときから、人類は毒の体験を同じ記録法を共有する人たち共通の財産にすることができるようになりました。

私たち人間の食べ物は化学物質でできているといって過言ではありません。三大栄養素であるタンパク質、脂質、糖質もそのまま有機化学の言葉です。味の素の正体であるグルタミン酸モノナトリウムやトウガラシの辛味主成分であるカプサイシン、コショウの辛味主成分であるピペリン、各種の酒の酔わせる成分であるエチルアルコールや、嗜好品であるお茶やコーヒーに含まれるカフェインも有機化合物の名称です。これに対して、水以外の食物に関係する代表的な無機化合物は食塩でしょう。どんな食物も有機化合物と無機化合物で構成されています。それ以外のものはありません。もちろん、毒も化学物質です。

ひと口に毒といっても、命に関わる毒から、単にかぶれ、不快感、くしゃみを起こす毒など、いろいろな程度のものがあります。ヘクソカズラといって、葉をもんだり、果実をつぶしたりすると名前の通りの臭いを発する植物がありますが（口絵20）、人間に不快感を与えるのですから、これも毒といえば毒です。これらの原因物質もすべて化学物質です。そのため、化学物質が理解できたら、毒の理解はより早く確実にできるようになります。

なぜ毒を生み出す生き物がいるのか

ある動植物が毒をもっているのは、他の動物に食べられなくするためであり、いわば「自己防衛」として毒をもつようになったという人がいます。しかし、この言い方は正しいでしょうか。このように言うと、あたかも動植物が自ら意図的に選択してそのような毒と称されるものを調達するようなニュアンスがあって、正しい言い方ではありません。

よく「生物の多様性」という言葉が使われます。確かに、この四十六億年の歴史をもつ地球上には現在、約八七〇万種の生物が知られています。地球に海ができたのが四十四億年前、生命が誕生したのは三十五億年前といいます。一説によれば、これまでにこの地球上にはおそらく数十億種以上にのぼる生物が誕生したのではないかといわれます。その中で数多くの生物種は絶滅し、また絶滅の淵から変異と進化を遂げ、また新種も誕生してきたのでしょう。

そうなると、現在生き残っている生物種は、おそらく千にひとつ、万にひとつかもしれない。そうした生き残った生物の中に、私たちが毒と呼んでいる化合物を作り出すものがたまたまいるとみるべきでしょう。壮絶な生き残り競争で、種々の生物がいる中、毒と称するものを生産する生物が生き残るのに少し有利だったとみたほうがいいでしょう。

いずれにせよ、現在地球上に生き残った生物には生き残る条件となった特質を何らかの形でそなえていたのでしょう。たとえば、走るのが速いとか、木に登るのがうまいとか、硬い表皮をもっているとか、少し賢いとかといった特徴です。動物に比べて植物の中には私たちが毒と称するものを生産するものが比較的多いようにみえます。他の特質でもよかったのかもしれませんが、これらの植物はたまたまそのような化合物を生産したので、生き残りに多少有利に働いたのかもしれません。

人は太古の昔から花を愛してきたようです。死者に花を手向《たむ》けるといった行為は、ホモ・サピエンスと同じ時期に生きていたネアンデルタール人も行なっていたことが知られています。ホモ・サピエンスとネアンデルタール人が交雑したかどうかは、別の話題となるのでこれ以上はふれません。

それにしても、美しい花をつける植物には毒のある場合も多いようです。ヒガンバナやアマリリス、ハマユウ、スイセン、スノードロップなどはいずれも美しい花をつけるヒガンバナ科の植物ですが、いずれにもリコリンなどの有毒アルカロイドが含まれます。また、スズランやオモト、フクジュソウ、ジギタリスもよく観賞用に植えられる植物ですが、これらには共通して強心成分、すなわち心臓毒ともいえる化学成分が含まれ、その意味では危険な植物です。

ヒガンバナについて一言加えておくと、日本では別名ユウレイバナとかシビトバナと呼ばれ、しばしば死のイメージと関連づけられます。また、同じく「曼殊沙華《まんじゅしゃげ》」とも呼ばれます。秋の彼岸の頃に深紅の花を咲かせ、野山や田のあぜ道などで群生しているのをよく見かけます。かつて日本で火葬が一般的でなかった頃、葉や茎、鱗茎《りんけい》に毒のあるヒガンバナを植えることで埋葬地を虫や動物たちに荒らされるのを防ぐ意図があったのではないかと言われています。

ケシも実に美しい花をつけます。そのため、麻薬ゲシが民家で栽培されていて摘発されたとニュースで取り上げられることがあります。この場合、とくに悪意があったわけではなく、ほとんどは単に花が美しいから栽培されていたのです。よく間違えられますが、ケシの仲間でもオニゲシは麻薬成分を含まず、栽培してもよいケシです。グビジンソウ（ヒナゲシ）やアイスランドポピーなども栽培可能なケシです。

人間には植物の毒を薬とすべく利用してきた歴史があります。植物成分のもつ生物活性のうち、人に都合の良いところを利用しようとしてきたのです。しかし、これが薬のむずかしいところです。なぜかというと、薬については不都合な作用（副作用）を簡単に消し去ることはなかなかできないからです。

すぐに効く毒、じわじわ効く毒

毒の現れ方として、トリカブト（口絵1～2）や青酸カリウムのようにすぐに作用が出るものは比較的わかりやすい毒といえましょう（急性毒という）。これに対して、発がん性物質や肝臓毒のように、その毒性がじわじわと出るものはわかりにくいかもしれません（慢性毒という）。さらには、サリドマイドのように、服用した本人には全く毒性が現れず、胎児に影響が現れるものもあることがわかってきました（遅延毒という）。それどころか、本人や子や孫にも一見、何の毒性も現れないものの、知らないうちにヒトという種族全体の数が減っているのではないかというようなことが長い期間を経過して判明してくる毒もあるかもしれません。環境ホルモンとも称される内分泌攪乱《かくらん》化学物質のようなものにはこのような毒性を示す可能性があり、何となく恐ろしいとは思いませんか。

人の一世代は約三十年と考えてよいそうです。とすると一〇〇世代で三千年、三〇〇世代で約一万年という計算になります。日本では経済的な不安などに加え、いわゆる草食系男子や結婚したがらない女性の増加もあるためか、人口の減少に歯止めがかからないようです。もし、単純にヒト（日本人と考えてもいい）という種が毎世代ごとに五％ずつ減少すると仮定すれば、一〇〇世代たった世代の人数は現在の〇・六％（$0.95^{100} \times 100\%$）となります。一万年たった三〇〇世代ではほぼゼロということ、すなわち絶滅です。もしあるとすれば、このように人類や民族をじわじわと減らすような毒が最も怖いのではないかと思います。

現在、植物と人との関係で気になるのが花粉症です。花粉が引き金になって、体内のヒスタミンが大量に放出されるのが原因で、鼻づまりなどがしょっちゅう起きます。花粉症のために人生に暗雲たちこめ……とまではいかなくともセックス回数が減って、生まれる子どもが五％も減ったら大変です。次の世代でまた五％減るというのを三〇〇世代繰り返すと、ほぼゼロになるのですから。

また、二酸化炭素やフロンのような地球温暖化に影響するような化合物は、「地球に対する毒」ということがいえるかもしれません。このような生命全体に対して脅威を及ぼすような毒はかえってわかりにくいので、注意が必要です。

致死量をどうやって調べるか

半数致死量LD_{50}のグラフ

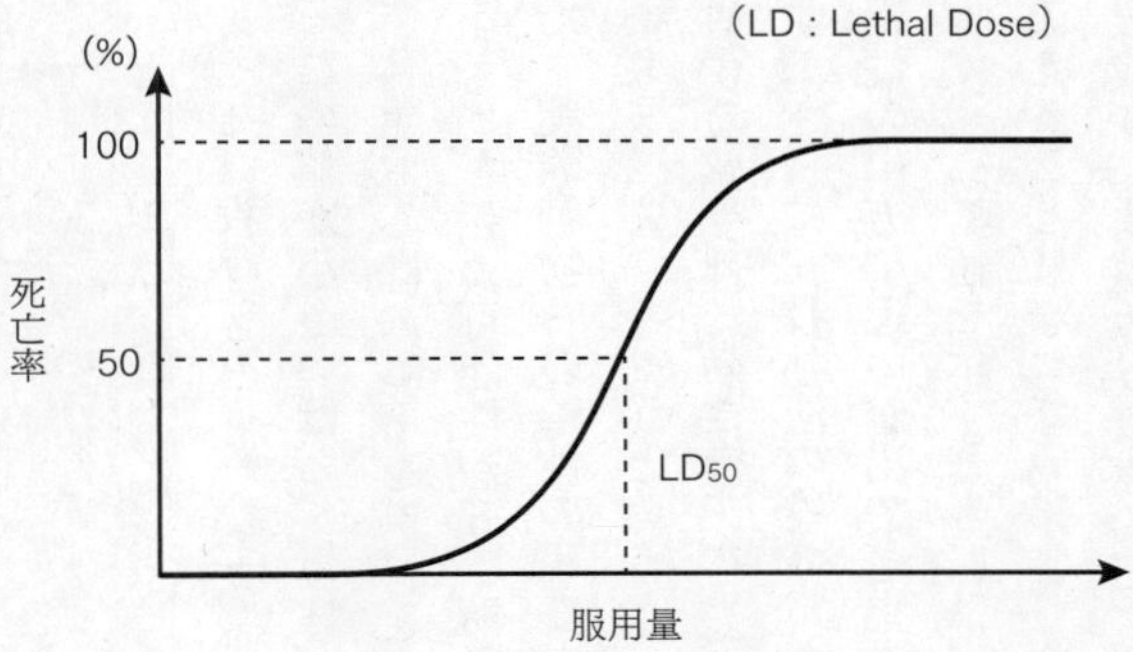

毒といっても、その量が少量すぎては害になりません。これだけ飲んだら（投与したら）死ぬ、という量を経口致死量といいます。しかし、健康で丈夫な人と病弱な人では、致死量に差があるでしょう。また、体重が重い人と軽い人では、致死量に違いがあるでしょう。そこで、統計的な取り扱いをするのです。もちろん、人間で調べるわけにはいきませんから、マウスやラットなどの実験動物を検体として調べていくわけです。

まずは統計的に有意な数の検体に少量の毒を投与し、死に至るかどうかを調べます。そして、死ななければ、その量を徐々に増やしていきます。毒の量が多くなるにつれ、死んでいく検体も多くなり、上のグラフで示す関係が成り立ちます。このとき、半数の検体が死んだときの服用量を半数致死量LD_{50}（エル・ディー50）というのです。

たとえば、「LD_{50}が二〇mg／kgである」とは、ある動物の体重一kgあたり二〇mgを飲ませる（投与する）と、その動物の半数は死ぬという推定を示します。したがって、この値が小さいほど、毒性が高いのです。LD_{50}が二〇mg／kgであるということは、体重六〇kgのヒトを例にとると、二〇（mg）×六〇＝一二〇〇（mg）を飲む（投与する）と死ぬ可能性が五〇％ということです。

ただ、実験動物への毒性の程度からヒトへの毒性の程度を予測することは、簡単ではありません。なぜかというと、種の違いのみならず、個々人によって、毒や薬物に対する感受性（効きやすかったり効きにくかったりする程度）がかなり異なるからです。さらに、投与法の違い、たとえば経口投与なのか、注射による投与なのかで、毒性の出方に違いが出てきます。

よって、LD_{50}値を示すときには、正式には、その毒性を調べた動物種と投与法を書き添えることになっています。たとえば、よく知られている毒に青酸カリウムがありますが、青酸カリウムのLD_{50}値は一〇mg／kg（ラット、経口）です。これはラット（ダイコクネズミ）に青酸カリウム一〇mg／kgの量を経口投与したら、半数のラットが死に至ると推定されるという意味です。

なお、LD_{50}値が確立されていないときには、この量で死に至ることがあるという量、すなわち、最小致死量で示すこともあります。

世界最強の毒たち

よく強い毒とか、毒性が強いという表現を使いますが、実は、これまでに知られている最強の毒を強い順に一〇個あげるような作業は意外にむずかしいのです。毒性を比較するときには、残念ながら多くは急性毒性だけでの比較で、長い時間をかけてじわじわと現れてくる慢性毒性をほかの物質の毒性とどうやって比較・評価するかはとてもむずかしいのです。また肝臓への毒性とか発がん性がどれくらいあるのか、喫煙やアルコール、食べ物、環境汚染や放射能との関係がどの程度あるのかなどを調べて比較することは一筋縄ではいかないのです。

こうした点を承知していただいた上で、現在、人類が遭遇している強い毒のランキングを見てください（三二頁）。

人間が合成した化学物質ほど毒性が強く、天然から得られるものは毒性が弱いとおっしゃる方を見かけますが、この表が示すことはその逆で、毒性の高いものはむしろ天然物に多いのです。最強レベルの毒性物質の多くは、微生物や動植物がつくりだす毒です。人は自然がもつ知恵に、まだまだ敵《かな》わないと思わざるを得ません。

もう一つ表から読み取れることとして、天然物のなかでも、ペプチドやアルカロイド類の毒性が強いことです。ペプチドとはアミノ酸が結合してできるタンパク質のなかでも分子が比較的小さいものをいいます。

一方、アルカロイドとは、分子中に窒素を含む有機化合物から、アミノ酸やアミノ酸で構成されるペプチドとタンパク質、動植物の遺伝情報物質であるDNAやRNA、その構成分子となる核酸などを除いたものの総称です。初期に見つかった多くのものはアルカリ性を示すのでこの名前がつきました。植物毒の大半はアルカロイドです。アルカロイドについては、次の章で改めてくわしく取り上げます。

ボツリヌストキシンとボトックス——毒と薬は表裏一体

空気や水や食塩は、言うまでもなく私たちの生命維持に欠かすことができない大

これまでに知られている毒性の強い物質

毒の名前	LD_{50}（μg／kg*）	由来
ボツリヌストキシン	0.0003**	微生物
破傷風トキシン（テタヌストキシン）[a]	0.0017**	微生物
マイトトキシン	0.05	微生物
リシン[a]	0.1	植物（トウゴマ）
シガトキシン	0.35	微生物
パリトキシン	0.45	微生物
バトラコトキシン[b]	2	動物（ヤドクガエル）
サキシトキシン[b]	3.4	微生物
テトロドトキシン[b]	10	動物（フグ）／微生物
VXガス	15.4	化学合成
ダイオキシン（TCDD）	22	化学合成
d-ツボクラリン[b]	30**	植物（クラーレ）
ウミヘビ毒[a]	100	動物（ウミヘビ）
アコニチン[b]	120	植物（トリカブト）
ネオスチグミン[b]	160	化学合成
アマニチン[a, b]	400	微生物（毒きのこ）
サリン	420	化学合成
コブラ毒[a]	500	動物（コブラ）
フィゾスチグミン[b]	640	植物（カラバル豆）
ストリキニーネ[b]	960	植物（マチン）
青酸カリウム	10000	化学合成

*$\times 10^{-3}$mg／kgまたは$\times 10^{-6}$g／kgに同じ。**最小致死濃度。aペプチド、bアルカロイド。（船山信次著『図解雑学　毒の科学』（ナツメ社）、73頁より一部改変）

切なものです。でも、もし血管中に空気を注射したらどうなるのでしょうか。あるいは水の中に長い時間、頭を突っ込み続けたらどうなるのでしょうか。場合によっては命にかかわります。

　食塩は体に重要な成分ですが、インドにおいて食塩の大食い大会が催され、六〇〇グラム強食べた少年が死んでしまったといいます。ことわざに、「多く食らわば米の飯さえ毒」、「過ぎたるはなお及ばざるが如し」とあります。

またお酒のことを考えても、同様なことが言えるでしょう。適量のお酒は心を朗らかにし、人と人との関係をなごませます。そして、この場合のお酒は「百薬の長」と呼ばれます。でも、いわゆる酒癖の悪い人が飲んでしまったときには、暴力をふるったりして、「気違い水」と呼ばれる始末となります。さらに、新入りを歓迎して「一気飲み」という飲み方を強いたりして、命を失わせてしまったということもニュースなどで取り上げられています。

人を含む生物に何らかの作用を有するものを生物活性成分といい、生物活性成分を使った場合、人間に都合の良かった場合（作用）を薬、都合の悪かった場合（作用）を毒といいます。すなわち、毒と薬を完全に二つにきちんと分けることはできないのです。この毒と薬の関係は、微生物の働きによる発酵に対する腐敗や、栽培植物に対する雑草、益虫に対する害虫といった表現を思い起こさせます。そもそも微生物や植物、昆虫の立場から見れば懸命に生きているだけなのに、人間の側の都合から、このような表現で言われてしまうのです。毒という言葉が、単に人間の側の都合だけで使われていることを忘れてはいけません。

ボツリヌストキシンは世界最強の毒のひとつです。ハムやソーセージなどの加工食品の中で嫌気的条件下繁殖するボツリヌス菌がつくる毒素であり、非常に強い神経毒で、細菌が起こす食中毒の中では致死率が最高。それでも、美容外科や皮膚科では、目尻の小じわをとる目的でこの毒素から開発された「ボトックス」という薬剤が使われています。

また、インド原産のマチンの種子から得られるストリキニーネは、毒性が強力です。マレー諸島のボルネオ島やフィリピンでは原住民が使う吹き矢の毒に使われてきました。しかし、薬用量では胃腸機能促進作用があるとされ、インドではそのエキスを使用してきました。

さらに、アトロピンはハシリドコロやチョウセンアサガオといった有毒植物の主たる有毒成分ですが、眼科では瞳孔《どうこう》を開かせる目的で使われたことがあります。また、神経ガスであるサリンの解毒剤にも応用されました。一方、胃腸の平滑筋の異常緊張を抑える目的で、アトロピンが得られる植物のエキスは胃腸薬に配合されたりもします。

神経ガスのサリンや有機リン系農薬中毒に対する解毒剤としてアトロピンやPAM（パム、プラリドキシム）を使うのは、確かな理論に基づく対処法ですが、毒の人体に対する作用は複雑であり、解毒剤の投与で毒の作用が完全に消えるわけではないことや、消えるときはよほど条件がよいときに限ることは特に強調しておきたいです。

薬と毒は表裏一体の関係で、薬を知ろうと思ったら毒のことも知る必要があります。ある化合物について、そのものを薬とする立場だけで見ていたら、重要なことを見逃す可能性があります。それが薬物の副作用であり、負の側面です。薬が強い作用をもてばもつほど、副作用もまた強い、必ず毒性が隠れているとみなさなくてはいけません。薬の専門家である薬剤師の唯一の養成機関である薬学部において、毒物に関する講義も開講されているのはそのためです。

このことに関して、私にある思い出があります。将来の進路もまだよく考えていない高校一年生の頃にTVで見た映画で、タイトルは忘れましたが、こんなシーンがありました。パリ大学薬学部の図書館の中で毒物学の分厚い本を抜き出すシーンです。「あれ、毒物学って、薬学部に関係あるんだ」と鮮烈に思った瞬間でした。

一方で、ある化合物を毒という視点だけで見ていたら、やはり重要なことを見逃す可能性があります。一般に毒とみなされている化合物に、それだけ強い作用をもつのだから、何らかの形で人間のために役に立つ側面がないかをいつも探る必要があります。このような毒と薬の見方、「毒から見た薬・薬から見た毒」ということを私は提唱したいのです。

医薬品には副作用が必ずついてまわります。副作用とは目的以外の困った作用のことです。たとえば、栽培植物に対する雑草にあたり、小菊を栽培している花壇に紛れ込んで生えてきたドクダミは雑草となります。しかし、見方を逆転させると、ドクダミを栽培しているところではそこにまぎれこんで生えてきた小菊のほうが雑草となります。こうした視点の転換が重要で、たとえば有名なバイアグラの作用は、もともとはいわば副作用とみなされた目的以外の作用でした。

四大公害病の教訓

わが国には二十世紀、経済成長の発展の副産物として四つの大きな公害を起こしてしまったという苦い経験があります。四つとは、水俣病、新潟水俣病、イタイイタイ病、そして四日市ぜんそくです。それぞれの原因は今日では、有機水銀や、カドミウム、硫黄酸化物と特定されていますが、大規模で重大な人的被害をもたらした原因が特定されるまでには様々な紆余曲折《うよきょくせつ》、重篤《じゅうとく》な症状に苦しむ患者への差別があったのです。

水俣病は一九五〇年代半ばから熊本県水俣市周辺において発生した中枢神経性疾患で、発生した地域名から水俣病と命名されました。視野狭窄《きょうさく》、歩行障害、言語障害が起こり、また、母親が妊娠中に中毒にかかった胎児も重篤な症状を示し、胎児性水俣病と呼ばれました。「奇病」「伝染病」と言われ患者たちは冷たい視線でみられました。そうした差別を受けながらも、その原因はなかなか特定されなかったのです。一九五四年にはネコの狂死が新聞報道されました。

政府により一九六八年になってようやく、その原因は、チッソの化学工場が水俣湾に排出していた工場排水のなかに含まれる有機水銀、なかでもメチル水銀によるものと結論づけられました。メチル水銀が魚介類の食物連鎖によって一〇万～一〇〇万倍に濃縮されていき、汚染されていると知らずに魚介類を食べ続けた水俣湾や不知火海《しらぬいかい》沿岸の周辺に住む住民たちを襲った「メチル水銀中毒症」が、水俣病の本態と判明したのです。

一九六五年には新潟県阿賀野川下流沿岸でも同様な患者が現れ、新潟水俣病または第二水俣病と呼ばれることになりました。やがてこの原因も上流にある工場廃液中のメチル水銀によるものとわかったのです。

一方、イタイイタイ病は、富山県の神通川《じんずう》流域の住民に発生しました。こうした患者がいることは一九一〇年頃には知られており、一九二〇年には、当時の富山県上新川《かみにいかわ》郡農会長から農商務大臣と富山県知事宛に、上流にある岐阜県の神岡鉱業所の鉱毒除去の建議書が出されています。この病気が広く知られるようになったきっかけは一九五五年、富山新聞に載った地元の医師、萩野昇氏が執筆した次のような記事です。「患者はこの地域に長年住んでいる三十五歳から更年期にかけての女性が多い。症状は腰・肩・膝などの鈍痛に始まり、やがて大腿《だいたい》や上膊《じょうはく》部の神経痛のような痛みとなり、進行すると少しの動作でも骨折するようになり、引き裂かれるような痛みを感じる」。患者の症状には骨の軟化以外に腎機能の障害が見られ、症状が進行した患者が骨の病変に伴う激痛のため「イタイ、イタイ」と訴えることから、先にあげた医師がイタイイタイ病と命名したのです。

中年の女性だけでなく、男性にも発症しましたが、ほとんどが稲作などの農業従事者でした。この病気の原因究明もなかなか進まなかったのですが、次のようなメカニズムがわかってきました。

神岡鉱山が産出する亜鉛鉱石は閃《せん》亜鉛鉱という鉱物から取り出しますが、不純物として一％程度のカドミウムが含まれ、それが神通川に流れ込みました。下流の扇状地にあり神通川以外に取水のない婦中町《ふちゆうまち》（当時）では農業用水として川の水を使うだけでなく、飲み水としても使用していました。また、カドミウムは農作物に蓄積する性質があって、カドミウムに汚染した米や野菜をつくり、長い間それらを食べ、また汚染した水を飲み水として飲んでいた、というわけなのです。

一九六八年、イタイイタイ病は政府によって「公害病の第一号」に認定され、そのニュースが全国に流れました。実は、それより三十年以上も前より、群馬県安中市にできた亜鉛精錬工場からの排煙や排水による、付近の田畑での稲や桑の立ち枯れ、カイコの成育不良、碓氷《うすい》川での魚の大量死事件をめぐって、工場と周辺の住民たちが「公害」ではないかともめていました。富山県のイタイイタイ病の報道を知り、またその原因がカドミウムと特定されたことがわかり、安中市でも調査が本格化します。翌年に安中市で「イタイイタイ病要観察者」を発見したと群馬県が発表、さらにその翌年に現地産の米からカドミウムが検出されて出荷停止という事態となり、ようやく決着の方向へ動き出したのです。

一方、高度経済成長がまさに産声をあげようとするさなか、三重県の四日市市は大規模に工場を誘致、一九五九年には日本で初の本格的な石油化学コンビナートが稼働します。一九六〇年代になって隣接する塩浜地区でぜんそく患者が急増します。一九六七年、中学三年生の生徒が死亡するに及び住民の怒りが爆発、四日市公害訴訟が提訴され、原因究明の動きが活発化します。

石油は石炭と違い、黒いばい煙のスモッグにおおわれず、クリーンなエネルギーと思われていました。しかし、中東産の硫黄分を多く含む原油を使用しており、大量の亜硫酸ガスを煙突から放出、「白いスモッグ」と呼ばれ、救済に乗り出したときには患者は一〇〇〇人を超えていました。さらに塩浜地区は工場群から風下にある地区で、亜硫酸ガスの着地点にあたることも判明したのです。亜硫酸ガスは比重２・２６４で空気より重く、空中にあるちりなどとくっついて降るように落ちてくるのです。

四大公害病の犠牲の上に、今日の日本があることを忘れてはならず、現在、そして未来においても大きな教訓として活かし、また問い続けていかなければいけません。

サリドマイド、エイズ――薬害の重さ

十八世紀末、物質が元素からなること、物質は変化をしても質量は保存されること、この原則が確立したことが化学革命の始まりでした。やがて一八二八年に偶然、無機物から有機化合物の尿素が実験室にて合成されたことから十九世紀、有機化合物が次々と合成されていきます。

近代有機化学の発展は、近代薬学の誕生でもありました。そして、種々の「生薬」の有効成分を明らかにして、新たに薬として使用していこうとするようになりました。阿片《あへん》からモルヒネ、お茶からカフェインを抽出することもそうした中で生まれたのです。日本での有機化学の発展は明治以降のことで、外国からの薬の輸入と合わせ、化学合成された薬や抗生物質なども日本の医療を大きく変革しました。そうした光の裏で起きた、影としての薬害を見逃すことはできません。近代的医薬

品による薬害事故が多発したのです。

たとえば、一九五六年、歯の治療中に抗生物質のペニシリンの投与によるショックで大学教授が死亡したことが報道されました。そこであらためて調べたところ、ペニシリン投与による死亡者がすでに一〇〇人を超えていたことが明らかとなり、社会問題となりました（ペニシリンショック）。

一九五七年、西ドイツ（当時）で開発された鎮静・催眠薬、サリドマイドが翌五八年には日本で認可され、安全な医薬品と宣伝され、妊婦のつわり止めなどにも用いられました。ところが、六〇年頃より、妊娠の初期にこの薬を使用すると胎児の発達が阻害され、重い障害が現れることがわかったのです。このサリドマイドの副作用によって世界中で一万人以上の胎児が被害を受け、日本では世界で三番目に被害者が多く約一〇〇〇人（推定）いることがわかり、大きな社会問題となりました。

また、キノホルムという薬は、殺菌性の塗り薬としてスイスで一八九九年に開発されました。無味、無臭で刺激性もほとんどなく、外傷の消毒と、アメーバ赤痢に対してのみ内服薬として使われていました。一九二〇年頃、腸から体内には吸収されないと考えられ、腸内の殺菌を目的に内服薬として使うようになりました。しかし、一九三五年にアルゼンチンで足が麻痺して歩けなくなるなどの症状が出たため、スイスではキノホルムを劇薬に指定します。

日本もそれにならったのですが、一九三九年から日本は劇薬指定を取り外し、軍隊で使用するため生産を拡大させます。戦後の混乱で、厚生省（当時）は内外の『薬局方』に載っている薬は一括承認し、キノホルムの適応症がさらに拡大、投与量の増加も認められました。そのため、手術部位に大量に使われたほか、市販薬としてのキノホルム含有薬剤が一八六品目にも増えました。

一九五五年ごろから、強い腹痛と下痢があったあと、急に足の感覚が無くなったりしびれたりする患者が確認され、やがて目が見えなくなったり、足が麻痺して歩けないという患者が出るに及び、原因不明の「奇病」扱いでスモン（亜急性脊髄視神経症）と呼ばれ、社会問題となりました。一九七〇年になってようやく、スモン患者の舌、尿や便から得られる緑色の結晶の分析からキノホルムが原因と特定されました。この年、製造販売と使用の停止となりましたが、認定された患者だけで一万一〇〇〇人。医薬品の適用をむやみに拡大すると、このように怖いことが起きるという、とても重い教訓でした。

治療が困難な病として後天性免疫不全症候群（エイズ）がエイズウイルスによって感染すること、この病がアメリカを中心として広がっていることが一九八一年頃新聞報道などで知らされましたが、一方、日本の血友病患者の間でエイズ感染が起きていたことが後にわかりました。血友病は、生まれつき血液を固める因子が少ないことから出血時に血が止まりにくくなる病気で、止血・出血予防のため血液を原料とする薬を投与することが必要でした。その頃、厚生省が認可した非加熱血液製剤にエイズウイルスが混入したのです。

これにはいくつかの問題がありました。国内の献血者の血漿《けつしょう》を材料としたものではなく、欧米の献血者の血漿を使用したこと、濃縮製剤といって多人数の血漿をひとつの釜で作成する方法で作っており感染リスクが高いこと、当時、ウイルスを不活性化しない非加熱の血液製剤の危険性はすでに知られており、費用は高くなるが安全性の高い加熱性血液製剤への切り替えを欧米では進めていたのにもかかわらず、この事実を製薬会社は隠していたことなどです。この結果、日本の血友病患者の四割、約二〇〇〇人がエイズに感染してしまったという事件、これが薬害エイズ事件です。

また、ジエチルスチルベストロール（DES）は一九三八年、イギリスにおいて天然のホルモンであるステロイド系エストラジオールについて研究する内に見いだされた、世界で初めてつくられた人工の女性ホルモンです。その後、欧米では、安全な切迫流産防止剤として広く使われるようになります。米国では五〇〇万人以上の妊婦に処方され、また、更年期障害や老人性膣《ちつ》炎、不妊症などにも処方されました。一九五〇年代からは、家畜の肥育促進のために飼料にも添加されました。

それから三十年余りが過ぎた一九七〇年代になって、米国で不可解な病気の症例が見つかってきます。思春期を過ぎたばかりの若い女性に膣がんが多発したのです。そんな若い女性に膣がんが起きることはめっ

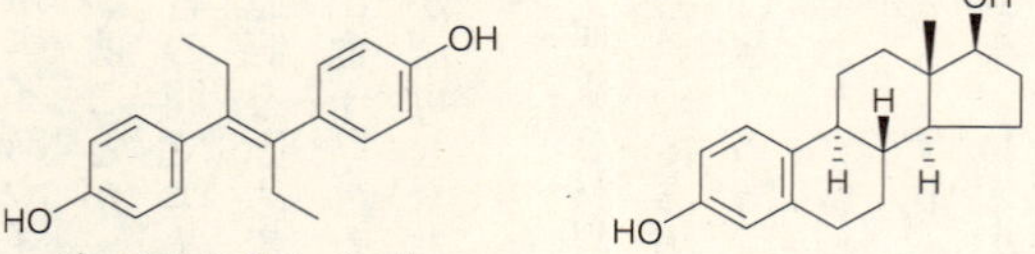

ジエチルスチルベストロール（DES）　エストラジオール

ジエチルスチルベストロール（DES）と
エストラジオールの化学構造

たにありません。調べてみると、膣がんを発症した女性の母親が、全員、妊娠中にDESを服用していたことがわかりました。このことは、胎児期の男児にも大きな影響を与え、男性には性器形成不全・精子濃度低下・不妊などが報告されるようになりました。米国食品医薬品局は妊婦に対する処方の中止を勧告します。

PCBの毒――カネミ油症事件

一九六八年十月、西日本一帯で奇妙な病気が見られるようになりました。体中のかゆみと赤い湿疹、頻繁にめまいがする、お尻や背中に膿《うみ》のある大きなおできができ、内臓にも疾患が目立つ、といった症例が報告され、やがて肌の黒い赤ちゃんが誕生、数千とも一万ともいわれる潜在患者数、いったい何が起きたのでしょうか。

北九州市にあるカネミ倉庫の食用米ぬか油「カネミライスオイル」にPCB（ポリ塩化ビフェニル）が混入したことが、事件の発端でした。当時、油の脱臭工程として、タンクの中に加熱したPCBをパイプ内に循環させていましたが、そのパイプに穴があき、製造中の油に漏出していたのでした。

PCBは一九二九年に、米国のスワン社（後にモンサント社に合併）が製造した物質です。化学的にも熱的にも安定しているので、変電所の大型変圧器や電気機器の絶縁油、印刷インクや複写紙などにも広く使われました。日本では一九七二年に製造禁止になるまで推定五万九〇〇〇トンが製造されたといわれています。また、北米では一九七七年に製造禁止になるまで六四万トンが製造され、その三分の一程度が環境に放出されたとみられています。そして、いまでも海の環境問題などで問題視されています。何しろ、ＰＣＢは容易に分解しないので無害物質に変換できないし、燃やせば危険なダイオキシンを発生させるというジレンマに陥っているのです。

3・11の教訓

二〇一一年三月十一日午後二時四十六分頃に発生した巨大地震とそれに伴う大津波によって、東京電力福島第一原発が破壊され、ついには水素爆発を起こしてしまいました。この結果、大量の放射性物質が環境中に拡散されました。われわれ日本人は、そのとき以降の推移をマスコミやテレビなどで、それこそ肌に染み込むような恐怖感と闘いながら、生の眼でしっかりと見ていたはずです。そのことを決して忘れてはいけないと思います。

もし放射性物質の微粒子を自分の体が吸い込んだら、あるいは放射性物質に汚染された水を飲んだり、食べ物を食べて体内に放射性物質が取り込まれたら、放射性物質は私たちの体内でずっと放射線を浴びせ続けるのです。これを「内部被曝《ひばく》」といいます。この原発事故で放出された主な人工放射性核種は、放射性クリプトンやキセノン、ヨウ素131、セシウム137、プルトニウム239でした。このうち、放射性クリプトンとキセノンは常温でも気体で、原発事故によってほぼ全量が放出されました。そのため、放射性雲が通過中には強い放射線を浴びせることになりますが、通過後には残りません。

また、プルトニウム239は重量がとても重いので爆発事故によってもあまり遠くには放出されず、大部分は原発の敷地周辺にとどまったと思われます。

それに対して、ヨウ素131は一八四度で気体になり、セシウム137も六七八度で気体となります。したがって、今回の原発事故で遠く広い範囲にまで放出され、雨に混じって地上に降ってきたと考えられます。そのため、今回とくに問題となったのは、ヨウ素131とセシウム137でした。

天然のヨウ素は安定なヨウ素127であり、ヨウ素131のような放射性のヨウ素は存在しません。もともとヨウ素は人にとって、必須微量元素でもあり、甲状腺に集められ、甲状腺ホルモン（L-チロキシンなど）の化学構造に取り込まれます。そのため、呼吸や水や食べ物を通して放射性のヨウ素131を取り込むと、人体は安定同位体のヨウ素と同様にヨウ素131も甲状腺に集めるので、甲状腺が集中的に被曝することになるのです。ヨウ素131の半減期は八日と短いですが、その影響で遺伝子に傷が付くと、甲状腺がんを引き起こす可能性があります。

一方、セシウム137が体内に入ると、血液の流れに乗り、体外に放出されるまで百〜二百日にわたってベータ線とガンマ線を放射します。ベータ線は電子、ガンマ線は電磁波ですが、内部被曝の原因となり、高い健康リスクをもたらします。セシウム137はカリウムと置き換わって筋肉に蓄積し、やがて腎臓を経て体外に排出されます。また、セシウム137は土壌粒子と結合しやすいので、長い間地表から流されずに、その場にとどまる性質があります。セシウム137の半減期は三十

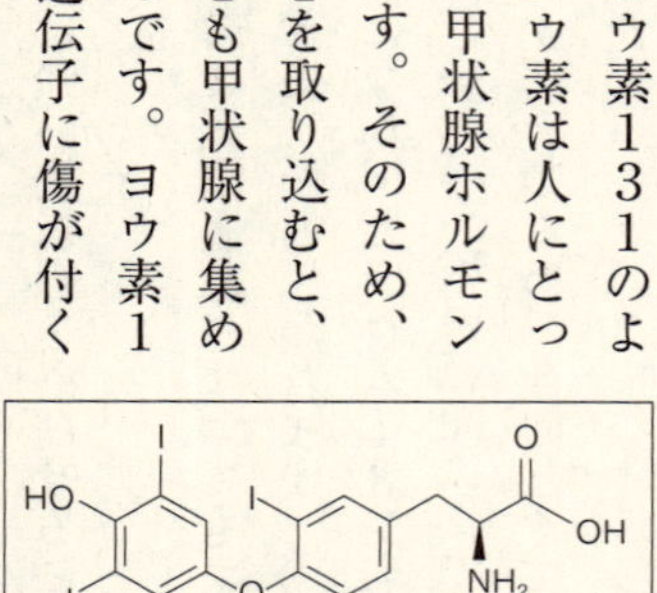

L-チロキシン

年と長いため、地面から放射線を出し続け、農作物にも取り込まれて、長期汚染の原因になります。

第2章

毒とは何か

人にとって害をなすものを毒として定義したとしても、それでは毒の姿がよく見えてきません。そこで、ここではまず、毒をいろいろ分類して考えてみましょう。すなわち、毒の起源による分類、侵入経路、作用による分類、症状による分類、法規による分類、使用目的による分類、そして化学的性質による分類について述べていきます。その結果、毒とは何か、どうその姿が変わってみえてきたかについて考えてみます。さらに、アルカロイドについても説明していきましょう。

毒の起源で分類する

毒は、自然界にもともと存在する「天然毒」と、人の手が加わってつくられた「人工毒」に分けられます。天然毒はさらに、何に由来するかで、動物毒、植物毒、微生物毒、鉱物毒に分かれます。微生物毒にはボツリヌス毒、コレラ毒、カビ毒などがあり、鉱物毒には水銀、鉛、カドミウムなどがあります。ツキヨタケやテングタケなどのキノコの毒は、分類的には微生物毒といってもいいのですが、食中毒の統計においては便宜的に植物毒に入れられています。

一方、人工毒には、接着剤や塗料の溶媒に使われるトルエンなど産業の発展に伴って作られた工業用や、塩素ガスやサリンなど化学兵器として使われたもの、そのほか農薬や食品添加物や殺虫剤などがあります。日本語ではこれらはいずれも「毒」といいます。しかし、英語では、その由来に応じてポイズン（poison）、トキシン（toxin）、およびベノム（venom）の三種類の呼び方があります。

ポイズンは天然毒と人工毒のすべてを含めた総称です。トキシンは、天然毒由来の毒、すなわち、動物毒、植物毒、微生物毒などを指します。意味としては「毒素」「生物毒」に近く、よってこれらの毒を研究する学問をトキシコロジー（toxicology、毒物学、中毒学または毒性学）と呼ぶことがあります。最近はトキシノロジー（toxinology）という言葉も使われるようになりました。三番目のベノムは、動物毒のうち、特に毒ヘビやサソリ、ハチなどの毒

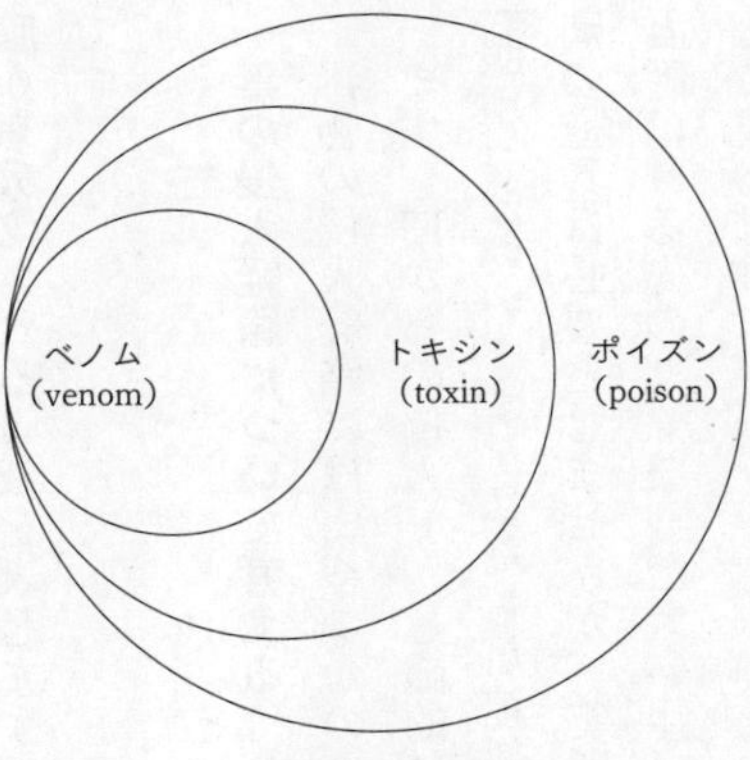

毒の３分類

腺から分泌される毒液を表します。英語の三種類の毒の関係は前頁の図に示す通りです。

毒の侵入経路について考える

毒物の侵入経路にはいくつかのルートがあります。

まず、口からの侵入で、意識的に実施する時には、これを「経口投与」あるいは「服用」といいます。私たちが錠剤や液剤を飲む時の方法です。ヒトでは通常、特別の道具は必要としませんが、実験的にマウスに口から投与するときには、ゾンデと呼ばれる先の丸くなった太い注射針のような道具を使用して強制的に飲ませることがあります。

これに対して、注射器を用いる方法には、おおまかに静脈注射、筋肉注射、皮下注射、および腹腔内注射や脊椎腔内注射、動脈注射、心臓内注射などの投与法があり、それぞれに特徴があります。静脈注射、筋肉注射および皮下注射の場合は、いずれも服用あるいは内服の場合と異なり、消化液の影響を受けず、すぐには肝臓を通過しないので薬物の変化も少ないといえます。そして、一般に経口投与による毒物の投与よりも、静脈投与（静脈に注射）の方法をとったほうが毒性は強く出ます。静脈注射では、化合物はただちに体循環に入るので、作用が早く、薬物の変化がありません。また、組織の壊死《えし》を起こしやすい薬物でも投与可能です。しかし、直ちに心臓に達するので危険な場合もあります。また、作用時間が短くなる傾向があります。筋肉注射の場合も、筋肉内は血管が多いので吸収は速やかです。また、油性あるいは懸濁液は筋肉内より徐々に吸収されるので、持続時間を長くできますが、大量の液の注入はできません。さらに、皮下注射の場合には、薬物が毛細血管から吸収されるので吸収が容易です。しかし、油性の薬物の場合には血管に入ると血栓を起こす危険性があります。

なお、動物に投与する場合には特殊な場所に投与する方法がとられることがあります。たとえば、実験によく用いられるマウス（ハツカネズミ）を例にとると、静脈投与の場合、尻尾内の静脈に通常より細い注射針を用いて投与します。また、皮下注射は、背中の皮をつまんで、そこの皮下に注射します。また、マウスの場合には腹腔内投与という方法がよく用いられ、この場合、マウスのお腹に通常より短い注射針を用いてプスッと刺して投与します。この方法によれば、薬物が腹腔内の血管から入り、静脈投与に近い効果が得られるのです。

毒ヘビに咬《か》まれた場合や、毒矢がささった場合は筋肉注射による投与に似ています。毒は筋肉に侵入し、局部を侵すほか、血管から吸収され、全身に回ります。

一方、人では、肛門や膣へ坐薬として投与する方法や浣腸による投与もあり、肛門坐薬は解熱剤の投与などに応用されています。かのマリリン・モンロー（一九二六～一九六二）には、過量の睡眠薬の浣腸投与により最期を迎えたのではないかという説もあります。

なお、狩猟に使われる矢毒には、血管内に入った時にのみ毒性が現れ、経口投与では毒性が現れにくいものがあります。毒矢でしとめた獲物を食べても大丈夫である所以《ゆえん》です。

ヒトにとって無意識に有毒化合物が体内に侵入する経路で最も恐ろしいのは毒ガスの場合であり、吸気とともに肺に侵入し、そこの血管から全身に回ります。また、毒ガスの中には経皮的に侵入するルートもあります。なお、ヒトが青酸カリウムを服用した場合、胃の酸と青酸カリウムが反応して青酸ガスが発生し、このガスが食道を遡《さかのぼ》って気管に入り、肺に至って血液中に侵入して全身に回ることになり

毒の作用で分類

	作用	その例
神経毒	神経系にダメージを与え、神経の情報伝達や伝導を阻害する。筋肉を動かす命令が伝わらないため、麻痺やけいれん、呼吸困難や心不全をおこしたり、あるいは精神錯乱をもたらすものもある。	フグ毒、コブラの毒、ウミヘビの毒、サソリ毒、スズメバチの毒、ワライタケやテングタケの毒、サリン、タバコに含まれるニコチン、モルヒネ、ストリキニーネ、ジギタリス、麦角の毒
血液毒	酸素を運ぶ赤血球を破壊したり、その働きを阻害したりする。	マムシやクサリヘビ、ハブの毒、一酸化炭素
細胞毒	細胞膜を破壊したり、細胞膜の酵素の働きを阻害したりする。また、DNAの遺伝情報を狂わせ、がんや奇形の発生を引き起こすものもある。	ヒ素、亜ヒ酸、ヒ素化合物、有機水銀、サリドマイド、発がん性物質

ます。

毒の作用で分類する

毒が生体にどのように作用するか、その分類方法にはいくつか種類があるので、順番に説明していきます。

まず最初に、毒の作用により、大まかに神経毒、血液毒、細胞毒の三種類に分けられます。

神経毒とは、体に入ると神経系にダメージを与え、命に関わる危険な状態となることもあります。神経毒の例としては、フグ毒のテトロドトキシン、コブラやウミヘビの毒、サソリの毒、タバコに含まれるニコチン、テングタケやワライタケなどのキノコ毒などがあります。

神経の働きを阻害する仕組みとしては二通りがあります。ニューロンとニューロンの間のシナプスで神経伝達物質の受け渡しを阻害する場合と、ニューロンの軸索《じくさく》で電気信号の伝導を阻害する場合です。前者の毒の代表は、神経ガスのサリンで、伝達物質のアセチルコリンの分解を阻止するため、シナプスにアセチルコリンがあふれた状態となり、興奮状態に陥ります。一方、矢毒の*d*-ツボクラリンは、アセチルコリンが結合するはずの受容体と先まわりして結合し、伝達を阻害します。後者の毒の代表は、フグ毒のテトロドトキシンで、ナトリウムチャネル（電荷がプラスのナトリウムイオンの出入りを調節して、神経細胞の活動電位を一定に保つための門）をふさいでしまうため、活動電位が発生するのを阻害します。一方、トリカブト毒のアコニチンは、ナトリウムチャネルを開けっ放しの状態にします。その結果、細胞内にナトリウムイオンが大量に流入してしまいます。

二番目の血液毒は、血液に働きかけます。血液中には酸素を運ぶ赤血球がありますが、その赤血球を破壊したりして、その働きを阻害します。

また一酸化炭素が血液に入ると、本来、酸素と結合するはずのヘモグロビンが一酸化炭素と強く結合してしまうため、酸素が各組織の細胞に運ばれなくなります。これが一酸化炭素中毒の理由で、一酸化炭素のヘモグロビンに対する結合力が、酸素の結合力の二〇〇倍を超えるために起こります。

三番目は細胞毒です。人間の体を形成している単位である細胞はタンパク質を合成したり、酸素を取り入れてエネルギー代謝を行なったり、遺伝情報であるＤＮＡを複製したりする仕事を担っています。そうした働きを阻害するのが細胞毒です。がんをもたらす発がん性物質、奇形をもたらすサリドマイド、有機水銀などがその代表例です。

こうした毒性が現れるのが、特定の臓器に集中することがあって、その場合には心臓毒、肝臓毒、腎臓毒というような呼び方もされます。

毒の症状から分類する

次に、毒の症状に、時間を考慮に入れて毒を分類してみます。その毒性が症状として出るかどうかには、まずはその毒の量が問題となり、いわゆる「閾値《いきち》」以下では毒性が現れません。そして、比較的、短い時間ですぐに作用するのか、それとも少しずつ長い時間をかけて影響がでてくるのか、このことから急性毒と慢性毒の二つに分かれます。

神経ガスのサリン、ジギタリスの心臓毒はすぐに作用を起こす急性毒の代表格でしょう。一方、体内に入った化合物がすぐに毒性を示さず、「ジワジワ」と影響を及ぼすのが慢性毒で、しばらく時間が経ってから臓器に障害が起きる発がん性物質や、肝機能の障害をもたらす薬物などもその例です（私は、「ジワジワ毒」と呼んでいます）。

亜ヒ酸はヒ素の酸化物ですが、大量だと急性毒で、少量では「ジワジワ毒」の様相を示します。

さらに、毒と接触してもすぐに症状が現れず、時間がずいぶん経ってから発症するものは、「遅延毒」と呼びます。たとえば、アスベストなどは、吸入してから数十年の潜伏期間を経て、肺がんなどが現れます。また、サリドマイドという睡眠薬は、それを摂取した当人ではなく、生まれてくる子供に奇形をもたらすため、やはり遅延毒とみなします。

同じく毒の症状がどのように現れるか、その毒性を次のように分けることがあり

急性毒と慢性毒と遅延毒

急性毒	体内に入るとすぐにその毒性が現れる。サリンの神経毒、ジギタリスの心臓に対する毒性など。トリカブトの毒も比較的効き目が早い。亜ヒ酸のように大量の場合は急性毒、分量が少ないとジワジワ毒のものも。
慢性毒	体内に入っても、すぐに毒性が現れず、ジワジワとむしばむように効いてくる毒。発がん性物質、肝機能障害をもたらす薬物など。
遅延毒	毒と接触しても、数十年といった長い期間経たないと症状が現れないもの。あるいは、次世代に奇形をもたらすもの。アスベスト、サリドマイドなど。

ます。刺激性、免疫毒性、遺伝毒性、発生毒性（催奇《さいき》性《せい》）、生殖毒性などです。順に簡単に説明していきます。

刺激性とは、皮膚や口の粘膜などに投与された物質によって炎症が起きることを指します。物質それ自体による急性の毒性を「一次刺激性」といい、それがアレルギー反応を引き起こすときは「感作性」といい、硫酸や硝酸などの強い酸、水酸化ナトリウムなどの強いアルカリによって皮膚や粘膜が凝固、崩壊、壊疽《えそ》を起こすときは「腐食性」といいます。クサリヘビやハブなどに咬まれて、皮膚が糜爛《びらん》してただれてくるときは「糜爛性」といいます。

免疫毒性とは、免疫機能の抑制やアレルギー反応を引き起こすとき。遺伝毒性は、遺伝子または染色体異常をもたらすとき。発生毒性は、母体そのものという

法規により化学物質を分類

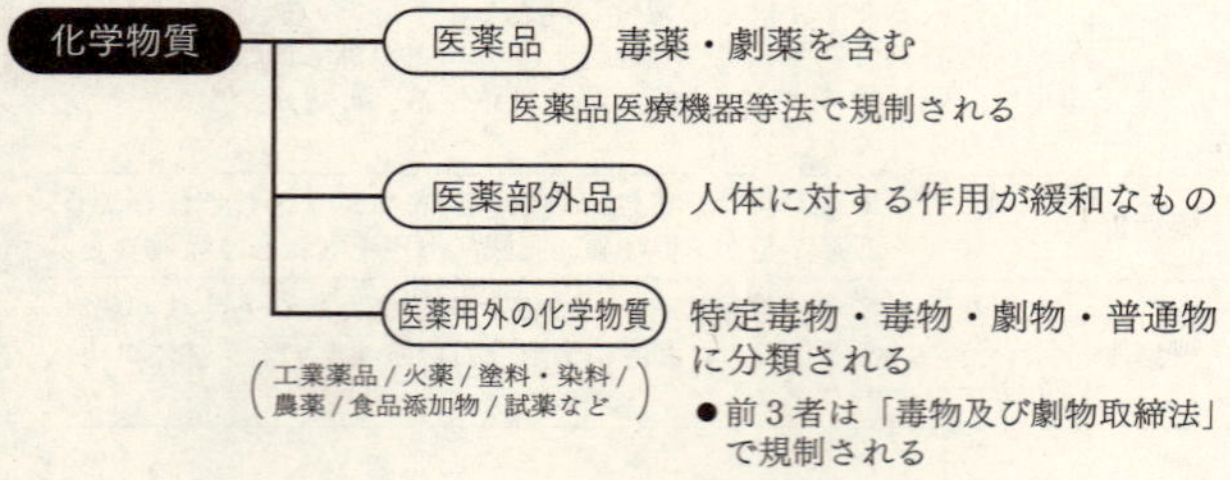

よりは、胎児の発達に対する悪影響、胎児に奇形をもたらす性質があります。生殖毒性とは、生殖に関する悪影響、たとえば内分泌攪乱化学物質（環境ホルモン）のように生殖能力や不妊といった影響をもたらす毒性のことをいいます。

法規による毒の分類

毒が法律によってどのように定められ、規制されているか、見ていきましょう。法律上、化学物質は、「医薬品」、「医薬部外品」、および「医薬用外の化学物質」の三つに分類されます（上の表）。このうち、医薬部外品は「人体に対する作用が緩和なもの」という定義なので、毒には入りません。

医薬品の中で毒性の強いもの、あるいは作用が激しいために人や動物に危害を与えたり、またはその危険

毒劇薬の扱い（「医薬137医療機器等法」より）

毒薬の容器のラベルには黒地に白枠の中に薬品名と毒の字を白で書くことになっている。一方、劇薬の容器のラベルは白地に赤枠の中に薬品名と劇の字を赤で書く。毒劇薬は、薬局などでは他の薬品と区別して保管することになっている。

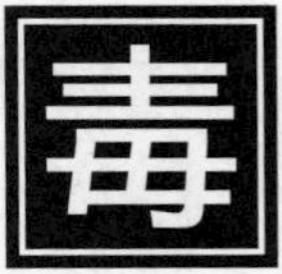

毒薬の容器、被包に表示する標識の例。

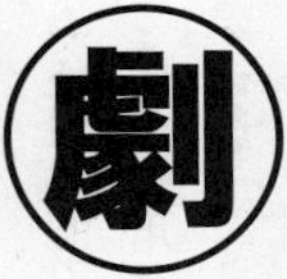

劇薬の容器に表示するマークの表示例。

の予想されるものは、厚生労働大臣が毒薬または劇薬に指定することになっており、「医薬品医療機器等法」で規制されます。

すなわち、毒薬とは皮下注射で半数致死量（LD_{50}値：「致死量をどうやって調べるか」の項で説明）がおおむね二〇mg／kg以下のもの、劇薬は、おおむね二〇〇mg／kg以下のものが指定されます。毒薬の容器のラベルには黒地に白枠のなかに薬品名と毒の字を白で書くこと、劇薬の容器のラベルには白地に赤枠のなかに薬品名と劇の字を赤で書くこととされ、薬局などでは、毒薬・劇薬は他の薬品と区別して保管することが定められています。いうまでもありませんが、医薬品取り扱いの専門家は薬剤師です。

それでは、三番目の医薬用外の化学物質とはなんでしょうか。医薬以外の目的で使用される工業薬品、火薬、塗料・染料、農薬、食品添加物、試薬などが含まれ、その毒性によって特定毒物・毒物・劇物・普通物に分類され、普通物以外は「毒物及び劇物取締法」の規制の対象です。毒物とは、経口投与で半数致死量がおおむね五〇㎎／kg以下のもの、劇物はおおむね三〇〇㎎／kg以下のもの、そして、毒物のうちその毒性が極めて強く、危害発生の恐れが著しいものを特定毒物と呼びます。

毒劇物を業として取り扱うには、毒劇物取扱責任者として、薬剤師または毒劇物取扱者試験合格者等をおかなければなりません。これら医薬用外化学物質の有害物質は、種類によって「農薬取締法」「食品衛生法」「労働安全衛生法」、消防法や高圧ガス保安法などの取り締まりの対象となります。

そのほか毒に関連する法規としては、麻薬や覚醒剤などの法律がありますが、これらは少々特殊な毒なので、第7章で取り上げることにします。

毒の使用目的で分類する

毒をその使用目的で分類してみます。毒を、殺虫剤、化学兵器、医薬品、除草剤、殺菌剤、殺鼠剤《さつそざい》、魚毒、矢毒などという風に分類することはできるかもしれません。しかし、毒の中には、殺虫剤から化学兵器へと変化したものや、化学兵器から医薬品へと開発され直したものもあります。毒はあくまでも人間が関わって毒となるわけで、はじめからそれぞれの化合物に毒、あるいは殺虫剤や魚毒という符牒がついているわけではありません。

たとえば、チクロンBという、吸着剤に青酸化合物と安定剤、警告用の臭気剤などをしみこませて缶に詰めたものがありました。もとはといえば発疹チフスを媒介するシラミの駆除にとくに有効とされ、一九二三年に商品化されたものです。しかし、これは後にアウシュヴィッツなどの強制収容所において、ユダヤ人の大量虐殺に使用されました。

一般に毒と思われるものが、ある場面では人の役に立つことがあります。たとえば、殺虫剤や殺菌剤、除草剤などと呼ばれるものは、これらを作用させられる害虫や菌、雑草にとっては単なる毒です。しかし、人の側から見れば役に立つことから、これらを総称して農薬と呼んでいます。考えてみれば、害虫や黴菌《ばいきん》、雑草といった名称も人の側からの発想で付けられた名称です。人の側の都合でこのような呼び方をされて駆除されるというのは何とも理不尽なことです。

矢毒や魚毒のように、狩猟や漁業に使用される毒もあります。狩猟に使用されてきた矢毒の中にはその強力な筋弛緩作用《きんしかんさよう》が注目され、近代医薬として手術などに応用されるようになったものもあります。このように、毒といったり薬といったりしているものは、実はそれぞれが複雑にからみあっており、なかなかに奥の深い存在なのです。

一方で、医薬品のジャンルには抗生物質というものがあります。一九四三年のストレプトマイシンの発見に携わったワクスマンは一九四二年に、抗生物質について「微生物が生産し、他の微生物の生育を阻止し、または死滅させる化合物」と定義します。このような性質をもつ化合物のうち、人にはさほどの毒性を示さないものが、医薬品として応用されているわけです。抗菌性の抗生物質とは、まさに抗生物質の菌に対する毒作用と人に対する毒作用の差の選択毒性を利用したものです。

その一方、微生物が生産する生物活性成分の応用が多方面に広がり、全く抗菌作用を示さない「抗生物質」もたくさんあります。たとえば、メバロチン（プラバスタチンナトリウム）はコレステロール抗菌作用ではなく、生合成阻害作用を主作用としている抗生物質です。いずれにせよ、抗菌活性のある、酵素阻害活性のある、あるいは抗がん活性のあるような抗生物質の探索は、菌や酵素、がん細胞に対する毒の探索から始まることが多いのです。薬の探索と毒の探索には境のないことを示しています。

毒の化学的性質で分類する

毒をその化学的性質により分類してみましょう。

化合物は無機化合物と有機化合物に分けられます。有機化合物とはその化合物の骨格に炭素原子を含むと定義されます。毒となるものは種類として圧倒的に有機化合物に多いのですが、毒作用の強い無機化合物の例としては、一酸化炭素、二酸化硫黄、フッ化水素、亜ヒ酸、青酸化合物などがあります。

有機化合物には、骨格である炭素のほかに、水素や酸素が多く含まれ、その次に含まれる可能性の高いのが窒素です。生物活性のある有機化合物には窒素を含むものが多いこともあって、表に示すように窒素を含むか否かによってさらに分類すると便利なことが多いです。窒素を含む有機化合物は、アミノ酸・ペプチド・タンパク質、およびＤＮＡやＲＮＡなどの核酸、そしてアルカロイドに分類されます。

毒の化学的性質による分類

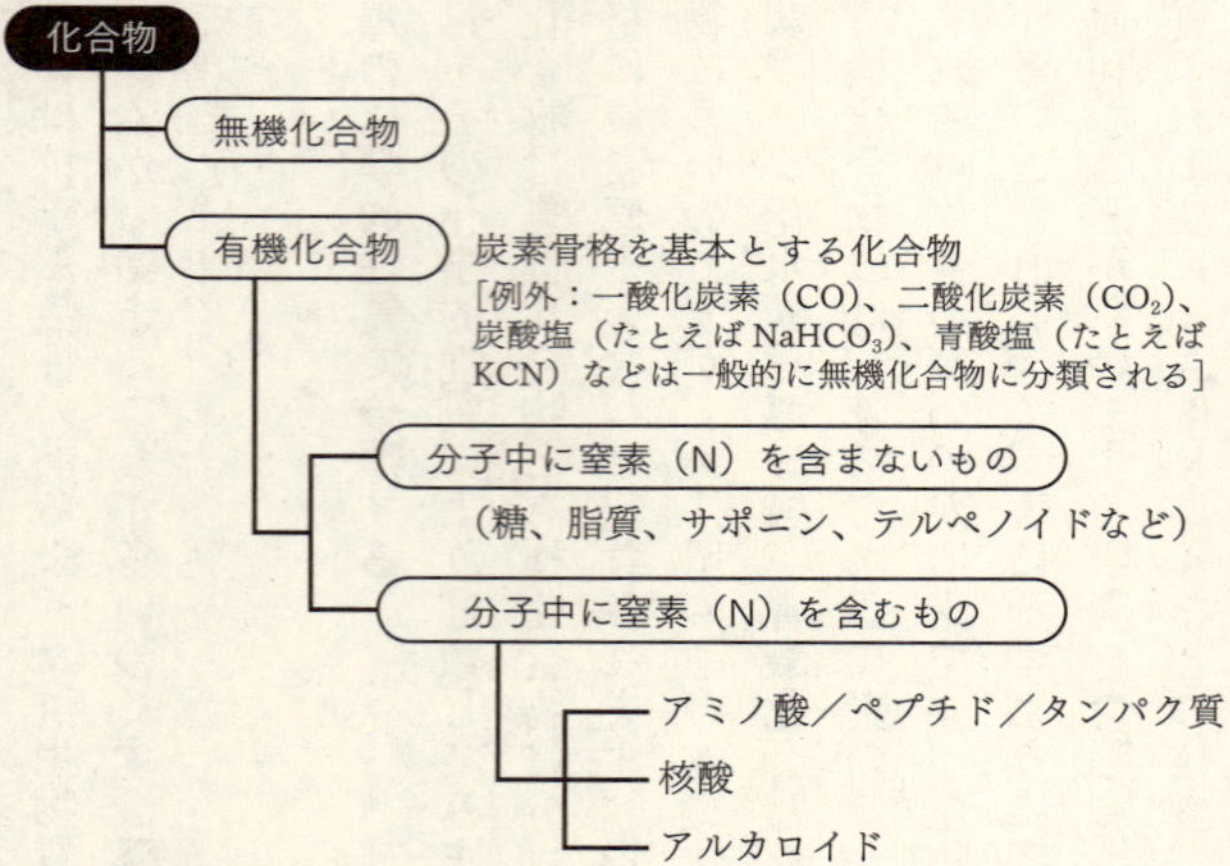

分子中に窒素を含まない有機化合物で毒のあるものといえば、有毒植物のジギタリスに含まれるジギトキシンや、ドクウツギに含まれるコリアミルチンなどでしょうか。一方、分子中に窒素を含む化合物の中では、ヘビ毒やきのこ毒、ハチ毒などにペプチドに分類されるものが多いことを除けば、毒といわれるものの中では、アルカロイドに分類されるものが圧倒的に多いことがわかります。

アルカロイドとは何か

前述のように、分子中に窒素原子が入っている有機化合物中で、アミノ酸やペプチド、タンパク質、そして、核酸の大部分を除いた化合物群をひっくるめてアルカロイドといいます。そのため、アルカロイドとはかなり広範な化合物の集まりです。アルカロイドの意味は「アルカリ様のもの」でした。アルカロイドとしては、これまでに三万種以上が報告されています。

アルカロイドなんて全く縁がないとおっしゃる方もいるかもしれませんが、皆さんが毎日飲んでいるコーヒーや緑茶に含まれるカフェインも、タバコに含まれるニコチンも、アルカロイドです。

モルヒネ、キニーネ、コカイン、エフェドリン、コニイン、テトロドトキシン（フグの毒）、ソラニン（ジャガイモの芽の毒）、アコニチン（トリカブトの毒）、ビタミンB_1、アトロピン、ヒスタミン、ベルベリン、イノシン酸（鰹節《かつおぶし》の旨味《うまみ》成分）、コルヒチン、インジゴ（藍染めの色素成分）、ストリキニーネもアルカロイドです。

先に強い毒のリストを示しましたが、これらの化合物の中にアルカロイドと称されるものが多いことも述べました。

アルカロイドが生合成される際には、分子中にアミノ酸を取り入れたものが多く、たとえば、よく知られているモルヒネやメスカリンの場合にはフェニルアラニン、LSDの原料となる麦角《ばっかく》アルカロイドの場合にはトリプトファン、コカインの場合にはアルギニンを分子中に取り入れて生合成されます。

ある社会人の一日とアルカロイド

アルカロイドが私たちの生活といかに密接に関わり合いをもっているかを示すために、山下一郎さん（仮名）という方の一日とアルカロイドの関係を追ってみましょう。

山下さんは朝起きてすぐにタバコを一服。この場合、彼の体内にはニコチンというアルカロイドが入ります。七時に朝食をとると、みそ汁の鰹節のだし中のイノシン酸やぬか漬けのビタミンB_1が体に入ります。八時半に出社、熱い緑茶にはカフェインやテオブロミン、テオフィリンといったアルカロイドが含まれています。昼食にステーキを奮発。胡椒《こしょう》にはピペリンやトリコスタチンといったぴりりとした味のアルカロイドが含まれています。ティータイムにコーヒーを一杯飲めば、ここでもやはりカフェイン系のアルカロイドが入っています。

夕刻、食べなれないステーキを食べたせいかお腹の調子が今ひとつゆえ、整腸剤

山下一郎氏の１日の行動と関連する主なアルカロイド

時間	行動	関連する主なアルカロイド
6：30	起床　タバコを一服	・ニコチン
7：00	朝食　鰹節でだしをとったみそ汁に熱い御飯、ぬか漬けに焼き魚	・イノシン酸／ビタミンB_1
8：30	会社で仕事前に熱い緑茶を一杯	・カフェイン／テオブロミン／テオフィリン
12：10	昼食　社員食堂でステーキ（胡椒）	・ピペリン／トリコスタチン
15：00	ティータイムにコーヒーを一杯	・カフェイン／テオブロミン／テオフィリン
16：00	お腹の調子が少々悪いので、正露丸を服用	・ベルベリン
20：00	帰宅後、ポロシャツとジーンズに着替え、友達とピザを食べにいく	・インジゴ／カプサイシン
23：00	帰宅したら少し風邪気味、葛根湯を服用して就寝	・エフェドリン

である大幸薬品の正露丸を服用したら、この医薬品にはアルカロイドのベルベリンが含まれています。帰宅後、以前から約束していたので、ポロシャツとジーンズに着替えて、友達とピザを食べに出かけることにしました。ジーンズの染色に使われるのはインジゴというアルカロイドです。友達と出会ったレストランで食べたピザにタバスコをかけましたが、その辛味の主成分はカプサイシンというアルカロイド。午後十一時に帰宅、体調不良気味なのに無理して出かけたせいか少々風邪気味。風邪のひきはじめにはいつも愛用している葛根湯《かっこんとう》を服用して寝ました。葛根湯は桂枝《けいし》に葛根と麻黄《まおう》などを

配合してつくりますが、麻黄には主たるアルカロイドとしてエフェドリンが含まれます。

この山下一郎さんの一日は一見、そんなに特殊な一日ともみえません。ごくありがちな日常生活です。でも、こうした生活の中でも彼は実に様々なアルカロイドと出会っているのです。

さらに、私たちの体内に存在して神経の伝達物質となっているアドレナリンやノルアドレナリン、アセチルコリン、セロトニン、ドーパミン、GABAもアルカロイドの一種です。

鴆毒《ちんどく》は伝説ではなかった

南米にはコーコイ（"kokoi"）という、皮膚から有毒物質を分泌する色あざやかなカエル（口絵3）が生息しており、原住民はその分泌物を吹き矢の矢毒として用います。そのためこれらのカエルはヤドクガエルとも呼ばれます。その有毒物質は米国の国立衛生研究所（NIH）で研究され、一九六九年に主たる有毒成分としてアルカロイドのバトラコトキシンが報告されました。バトラコトキシンのLD_{50}値は二

μg／kg（マウス皮下注）と強力でした。また、副成分としてホモバトラコトキシンも得られ、ホモバトラコトキシンのLD_{50}値は三μg／kg（マウス皮下注）と報告されています。

本邦および中国には鴆《ちん》毒という言葉があり、これは鴆《ちん》という名の有毒鳥の羽の毒であると伝わっています。この毒鳥については有名な『本草綱《ほうぞうこう》目《もく》』にもヘビクイワシのような大型の鳥の図とともに記載されています。それによれば、この鳥は、南方に生息し、毒ヘビを食べてその毒を体内に蓄積するために有毒だというのです。鴆毒で暗殺することを鴆殺といい、中国や本邦の古書や物語には頻繁に現れる言葉です。わが国でも古くは原因不明の死に鴆毒を持ちだす例が多いようです。

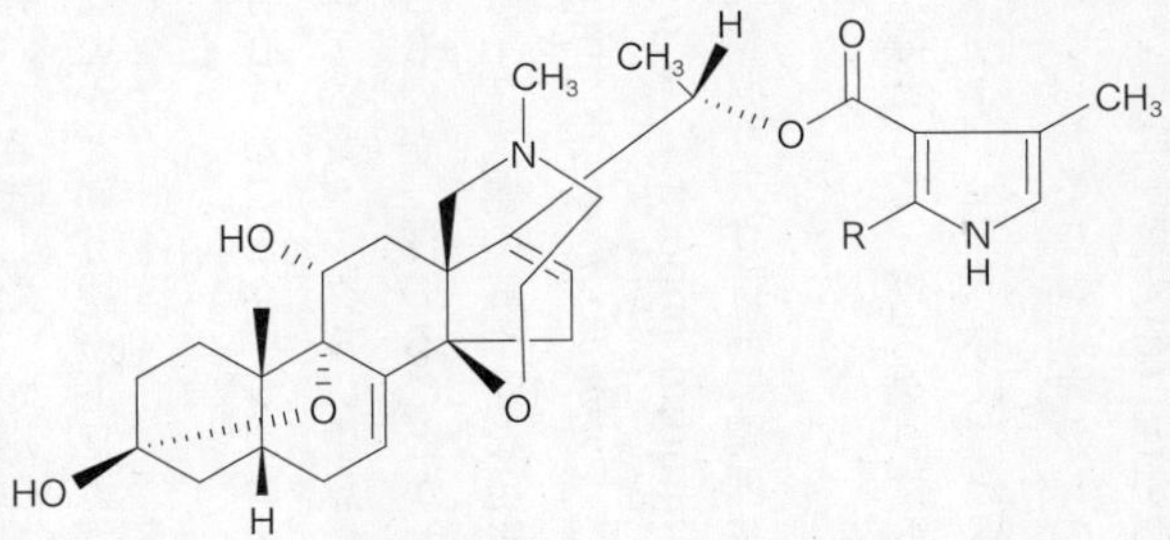

バトラコトキシン　R = CH_3
ホモバトラコトキシン　R = CH_2CH_3

しかし、長い間、毒鳥の存在は荒唐《こうとう》無稽《むけい》なものとされてきました。鴆毒は鳥そのものの由来ではなく、亜ヒ酸が付着した鳥の羽ではないかという説やトリカブトの毒ではないかという説などが有力でした。

ところが、一九九二年になって、有毒鳥が実際に存在することが、シカゴ大学の研究者により報告されました。すなわち、ニューギニアのジャングルに生息する鳥類のなかに、羽根、皮膚、筋肉などに有毒物質を含むものが三種いることがわかったのです。これらの鳥類は、いずれもPitohui（ピトフーイ）属の鮮やかな色彩をした鳥で、“hooded pitohui”（*P. dichrous*）、“variable pitohui”（*P. kirhocephalus*）、“rusty pitohui”（*P. ferrugineus*）の三種です（口絵4）。このうち、“hooded pitohui”は現地では“rubbish bird”（くず鳥）と呼ばれており、皮を取り去り特別に調理しないかぎり食べられないとされていました。

これらの鳥の有毒成分が、マウスに対する毒性を指標として、ガスクロマトグラフィー・質量分析法（GC-MS）や薄層クロマトグラフィー法（TLC）を駆使して調べられました。その結果、毒成分はヤドクガエルからバトラコトキシンの副成分としてすでに単離報告されていたホモバトラコトキシンに一致することがわかりました。ホモバトラコトキシンは、ズグロモリモズ（体重六五グラム）の皮一羽分に一五〜二〇マイクログラム、羽根には二〜三マイクログラム含まれていました。これらの含量はヤドクガエルに含まれる毒の量と比較するとはるかに少ないのですが、まぎれもなく、世界で初めての鳥類からの有毒成分の報告例となりました。

この事実の報告は、鴆毒が鳥の毒であったという証拠にはなりませんが、それまで荒唐無稽なものとして扱われることの多かった毒鳥存在説について、少なくとも、単なる伝説や荒唐無稽なものと片づけられなくなったとはいえるでしょう。

ガマ毒と「蝦蟇《がま》の油」

ガマの表皮から分泌される乳液を集めて固めたものを蟾酥《せんそ》といい、漢方にも使われます。

ヒキガエルの皮膚腺から分泌される乳白色の液体は、採取後まもなく濃い褐色に変化します。そして、中国産ヒキガエルの皮膚腺分泌物を乾燥固化したものは、強心作用を期待した漢方薬に応用されて市場に出ます。蟾酥を配合した漢方薬としては六神丸《ろくしんがん》が有名です。なお、ガマ毒の採取法にはいろいろありますが、「鏡の前にガマを置き、おのれの醜《みにく》さにたらりたらりと……」という方法はとりません。ひとつの方法としては、たくさんのガマを箱に入れて蓋《ふた》をし、蓋の穴から棒を入れてかき混ぜてストレスをかけることによって毒液を分泌させたものをかき集めるといいます。

洋の東西を問わず、このガマの毒液については注目され続け、東洋では古い時代から医薬に供されていたようです。後漢代（紀元二〇〇年頃）の本草書である『神農本草経《しんのうほんぞうきょう》』には三六五種の薬物が上品《じょうほん》・中品《ちゅうほん》・下品《げぼん》に分類されて掲載されています。「上品」の一二〇種は無毒で長い間、服用しても大丈夫な養命薬、「中品」の一二〇種は体質改善、体の抵抗力を上げる養生薬ですが、毒にもなりうるので量を加減して使う薬。そして「下品」の一二五種は上品と中品を補佐する作用ですが、毒性が強いため長期の服用は避けること、病気の原因となる邪毒を除き、鬱積《うつせき》するものを払う効果があるので、積極的な治療を行うときに使うとされます。

蝦蟇《がま》は下品として載っています。ガマ毒の含有化学成分には平滑筋収縮、血圧上昇、呼吸興奮、抗利尿作用が見られます。その中には、幻覚作用を起こすアルカロ

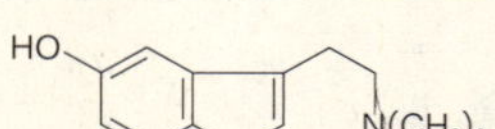

ブフォテニン

イドのブフォテニンも含まれており、ブフォテニンは、向精神作用を有するきのこ由来のサイロシビンに類似した化学構造をしています。

なお、いわゆる「蝦蟇の油」というものも有名ですが、今、売られている「蝦蟇の油」に蟾酥は含まれていません。「蝦蟇の油」の一例をあげれば、紫根《しこん》やホウ酸などを含む外傷軟膏です。なぜ、こうしたものが「蝦蟇の油」になったかというと、知足院中禅寺（現在の筑波山神社）の二代目住職に光誉上人という高僧がいて、家康の寵愛《ちょうあい》深く、「大坂冬の陣」と「夏の陣」には先勝祈願のため従軍僧として参戦しました。そのかたわら得体のしれない膏薬《こうやく》をもち、戦傷兵を治療。この膏薬は創傷によく効いたといいます。しかしながら、この上人は人相が悪く、ガマのように目玉が飛び出し、イボだらけだったために、「筑波の蝦蟇将軍」と呼ばれるようになり、この「蝦蟇将軍の油薬」が省略されて「蝦蟇の油」となったというのです（石川元助『ガマの油からLSDまで』、一九九〇年、一三一頁）。

第3章

歴史のひとこまを飾る毒

私たちはちょっと怪我をしたときや、虫にさされたとき、お腹の調子の悪いとき、頭の痛いときなどに、買い置きの薬を使います。そして、たいていの場合、化膿を避けたり、かゆみや不快な感じから解放されたりすることができます。しかし、人間の歴史から見たら、このような生活が送れるようになったのはごく最近のことなのです。

この章では、動植物や微生物、鉱物、化学合成物を起源とする毒と人類の歩みを中心に述べていきます。現代ではかなりの毒や薬は化学合成されたものですが、化学合成された有機化合物を毒あるいは薬として人類が手にすることができるようになったのは十九世紀の中頃からのことです。

中国皇帝たちの「不老不死」の夢

紀元前三世紀ごろ、秦の始皇帝の命を受けた徐福《じょふく》が、三〇〇〇人の若い男女や様々な技術者を載せた船で「東方の三神山」に「長生不老（不老不死）」の薬を求めて渡ったという記述が、司馬遷《しばせん》が執筆した歴史書『史記』（紀元前九一年頃に成立）の中に書かれています。そのためか、日本の各地には、徐福伝説といわれるも

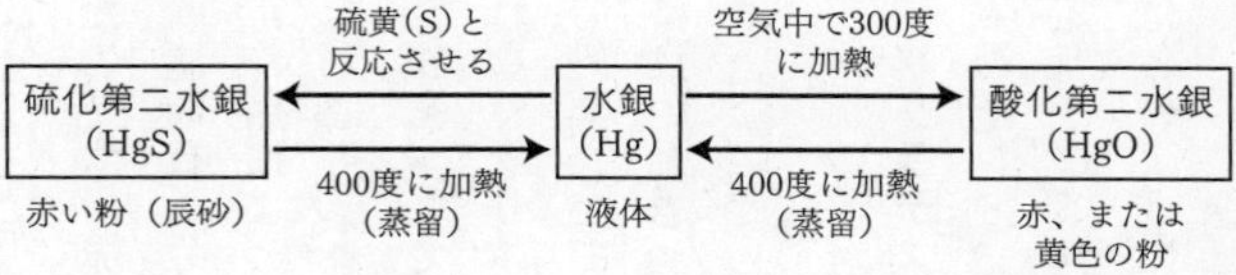

のが残っています。

紀元前四〜三世紀の中国で成立したともいわれる書物『周礼《しゅらい》』には「五毒」と称する薬が記載されています。五毒とは硫ヒ鉄鉱（ヒ素を含む鉱石）、雄黄《おおう》（または、ゆうおう／硫化第二ヒ素）、石胆《せきたん》（硫酸銅）、丹砂《たんしゃ》（辰砂《しんしゃ》／硫化第二水銀）、慈石《じしゃく》（酸化鉄）のことです。ここには人を病気にさせる悪霊と戦うには、鉱物薬（毒）を服用すべきという考えがあったのです。

こうした考えから、後に、鉱物を材料として不老不死の霊薬をつくろうとする「煉丹《れんたん》術」が生まれ、この技術は道教の思想とも結びつき丹薬の発想を生み出すのです。

草木は薬になるとはいえ、燃やしてしまえばただ灰になるだけ。これに対して、水銀は硫黄と反応させれば赤くなり（辰砂）、これを高温で加熱すればもとにもどります。また、空気中でおだやかに加熱すれば赤か黄色になり（酸化第二水銀）、強く加熱すれば再び水銀となるのです。これが煉丹術をささえる思想でした。丹薬の

「丹」には赤い色の意味があり、そこから丹薬に不老不死の薬の意味を重ね合わせたのです。赤い色に生命（血）を感じたのでしょうか。

唐時代（六一八〜九〇七）の歴代皇帝二〇人のうち、少なくとも六人は鉱物薬の毒作用によって命を落としているといわれています。たとえば、唐朝一一代皇帝、憲宗《けんそう》は丹薬を毎日服用しており、肌はかさかさ、性格も兇暴《きょうぼう》になり、水銀中毒の様相を呈して四十一歳で亡くなります。一五代皇帝、武宗《ぶそう》も服用するうちにしゃべれなくなり、精神を病んで三十二歳で死を迎えます。水銀化合物の多くは不老不死の妙薬などではなく、酸化第二水銀などは明らかに強い毒です。今、私たちは健康に良いと思って、鉱物薬を服用していた唐時代の皇帝たちと同じようなことをしてはいないでしょうか。

ソクラテスの最期

「わたしは、自分が知らないというたったひとつのことを知っている」。「無知の知」と呼ばれる古代ギリシアの哲学者ソクラテス（紀元前四七〇〜三九九）の思想はどのようにして生まれたのでしょうか。

ソクラテス四十歳の頃、彼の弟子が、デルフォイにあるアポロン神殿にいた巫女《みこ》から「ソクラテス以上の賢者はいない」という神託を受けたと聞きます。自分が小事・大事ともに疎《うと》くて賢明でないと自覚していたソクラテスは、悩んだ末、世間で賢いと呼ばれる人たちに会い、この神託への反証を試みます。そこでとった手法が問答法。賢者と世評のある政治家、詩人、芸術家、技術に熟練した職人に会い、問いかけをしていきます。こうした繰り返しが、面子《メンツ》をつぶしたと相手を怒らせます。それを目撃して喜ぶ子どもたち、そして問答法を模倣する若者たちとその餌食になった人々の憎悪……。

やがてソクラテスは、若者によからぬ思想を焚《た》き付けたということで、公開裁判にかけられます。わずかな票差で有罪となり、刑量の申し出に対するソクラテスの態度が陪審員の反感を招き圧倒的多数で死刑が可決。死刑囚は自分で死に方を選んで自殺しなければならず、ソクラテスはドクニンジンのエキスを使ったようです。

ドクニンジンはヨーロッパ原産のセリ科の植物で、全草（花・葉・茎・根すべて）にコニインという神経毒性をもつアルカロイドが含まれます。コニインによる中毒の特徴は、手足の末端から体の中心に向かって麻痺が進んでいくことです。ドクニンジンのエキスを飲んで死に至る様子が、それを見守る弟子のプラトンによって記録されています（プラトン著「パイドン」池田美恵訳『世界の名著　プラトン』、一九六六年、五八五頁）。

刑の執行が日没時と定められ、牢獄の中で、早朝から親しい人たちが集まります。そのなかで哲学者と死のこと、肉体を去りゆく魂の問題を語ります。あっという間に時間が過ぎ、執行の時が来ます。毒を渡す役目の男から手渡された毒杯をソクラテスは無造作に平然と飲み干します。次の引用文ではソクラテスは「あの方」として語られます。

「あの方は、あちこち歩きまわっておられましたが、やがて脚が重くなったといって仰向《あおむ》けにやすまれました。……すると、毒を渡した男が、あの方のお身体《からだ》に触り、しばらくしてから足先や脛《すね》のほうを調べ、それから足の先を強く押して、感じがあるかとたずねました。「ない」とあの方は答えられました。

つぎに、また脛に同じことをし、こうしてだんだん上にあがっていって、しだいに冷たく硬くなってゆくのを、ぼくたちに示しました。そして、もう一度触ってみて、これが心臓まできたらおしまいです、と言いました」

しばらくして、ソクラテスは最後の言葉を語ります。「アスクレピオスに鶏をお供えしなければならない。忘れないで供えてくれ」と。アスクレピオスは医薬の神、病気がなおるとお礼に鶏を供えるならわしがありました。ソクラテスは死によって人間的な病がすべて癒やされると考えたのです。

クレオパトラの死

プトレマイオス一二世の王女として生まれた、かの有名なクレオパトラ七世（紀元前六九～紀元前三〇）は、ただ美しかっただけではないらしく、教養に富み、毒にも深い関心をもっていました。そして、種々の毒の効果を囚人などで試していたといいます。

そのクレオパトラがオクタヴィアヌスに敗れて追い詰められ、毒ヘビに自らを咬ませて最期を迎えたという話は有名ですが、彼女の最期については、様々な想像や解釈もあります。たとえば、その自害について現在知られている最も古い記録である、古代ローマのギリシア人伝記作家プルタルコス（四六頃〜一二五頃）によれば、クレオパトラはコブラ科のアスプ（エジプトコブラ）という毒へビに腕を咬ませたとなっています。しかし、別の話では、自害に使ったのはクサリヘビ科の毒へビという説もあります。一方、咬ませた部位については、乳房を咬ませたとなっていることが多いようです。

プルタルコスの記述によれば、クレオパトラは種々の毒を調べ、熟睡した人間のように早く安らかな死を与える（今でいう神経毒作用を示す毒をもつ）コブラ科のアスプを見いだしたというのです。一方、クサリヘビ科の毒へビの毒は咬まれた部位に糜爛《びらん》性の出血作用があり、ひどい出血のみならず、皮膚のただれや壊死《えし》も引き起こしてしまいます。

ヘビ毒には大まかに、咬んだところに二つの牙のあとだけ残し、神経毒作用によって死を迎えさせるコブラ型（コブラ、ウミヘビなど）と、前述のように咬まれた部位に激痛と壊死ももたらすクサリヘビ型（マムシ、ハブ、ガラガラヘビなど）があります。毒についても詳しいといわれるクレオパトラなら、コブラ型の毒を使ったのではないでしょうか。クレオパトラはコブラ科のアスプに乳房を咬ませ、皮膚のただれや壊死も起こさずに安らかに最期を迎えたのでしょう。無責任な言い方ですが、アスプと乳房の組み合わせが最も美しいように思います。

ネロ皇帝の「狂気」の理由は鉛中毒?

古代ローマの第五代皇帝、ネロ・クラウディウス（三七～六八）は「暴君ネロ」としてよく知られていますが、はたして真実はどうだったのでしょうか。実は、十七歳で皇帝となったネロは当初、その聡明さで知られ、将来を嘱望されたのです。治世の初期は、家庭教師でもあった哲学者セネカ、近衛長官であったセクストゥスの教えや政治の補佐によって、名君の誉れが高かったといわれます。しかし、自分の母親や妻に続いて、教師であったセネカ（自決、ネロに自殺を強要されたとも）や臣下を次々と殺害していきます。西暦六四年、首都ローマが大火に見舞われます。市の中心部にあった商店街から出火した火が風にあおられまたたく間に都に広がり、市内の三分の二が焼けたといいます。一〇〇万都市であったローマは当時、木造の建築物が多かったからです。ネロ皇帝は、陣頭指揮をとって被災者の救済に当たり、ローマをコンクリートの都に改造してみせます。このことは、ネロ皇帝の評価を高めます。「さすが名君ネロ」というわけです。

しかし、実は、ローマ出火の原因をつくったのがネロ皇帝であり、自分好みの都につくりかえたかったからだという噂《うわさ》が流れます。このとき、ネロ皇帝がとった手段が後世の評価を決定づけます。「キリスト教徒が出火原因をつくった犯人」と言わんばかりに、キリスト教徒を次々と捕まえては火あぶりの刑に処します。「火葬で肉体を損なうと天国に行けない」と考えるキリスト教徒にとって、火刑は絶対に許せないと考えるのはわかります。でも、ネロ皇帝の選択肢としてはどうだったのでしょうか。身内を殺したのは政敵を倒すため、そしてキリスト教徒を「犯人」に仕立てたのは、当時のローマにおける宗教的権力の争いを冷静に見切っていたからです。よって皇帝ネロが「暴君」だったまでは頷《うなず》けるとして、はたして「狂気」だったのかどうかはわからない、ということに留めたいと思います。

ネロが暴君となった原因は、鉛中毒にあるのではないか、という説があります。この時代のワインは、酢酸発酵が進んだすっぱい味のものがあり、このようなワインを鉛製の鍋で加熱処理してから飲んだのではないか、とも思われるのです。ワイン中の酢酸が鉛と化合すると酢酸鉛となり、甘み成分となるからです。鉛中毒になると精神障害、腎機能の障害が起こります。ネロ皇帝は元老院からも嫌われ、結局三十一歳で自害して果ててしまいます。

時代はずっと下りますが、かの大作曲家ベートーベンもまた慢性の鉛中毒で疝痛《せんつう》や痛風に悩まされていたといいます。実際に、ベートーベンの遺髪から通常の一〇〇倍の濃度の鉛が後世になって検出されました。

鉛中毒といえば、徳川幕府の七代将軍・家継《いえつぐ》は七歳で亡くなり、一三代将軍・家《いえ》定《さだ》は幼少より病弱で三十四歳で亡くなりますが、その原因は、乳母《うば》に授乳されるときに胸に塗られていた白粉《おしろい》に含まれる鉛白《えんぱく》（塩基性炭酸鉛）による中毒という説があります。

大仏の鍍金《メッキ》に使われた水銀

わが国への仏教伝来は五五二年のことです。仏教伝来は宗教の伝来のみならず、当時の最高の思想や科学の伝来でもありました。七四三年に時の聖武《しょうむ》天皇（七〇一～七五六）は大仏造立《ぞうりゅう》の詔《みことのり》を発します。仏教伝来からほぼ二百年を経た時期の大事業です。現在は奈良の大仏として有名な仏像は、建立時には金色にまばゆく輝いていたことでしょう。奈良の大仏は銅製ですからその上から金のメッキをしたのです。その方法は、アマルガムといって、水銀と金の合金（水銀に金を溶かしたペースト状のもの）を大仏の表面に塗り、その後、塗った表面を加熱する、というものでした。すると水銀は気体となって蒸発し、金の薄膜が残るのです。大仏の鋳造が終了し、盛大に「大仏開眼供養会」が催されたのが七五二年のことでした。

大きな大仏ですから使った水銀と金は半端な量でありません。『東大寺大仏記』などによれば、（現代の量に換算して）水銀五〇トン、金九トン用いたとあります。

ここで問題としたいのは、奈良盆地の空中にばらまかれた水銀です。水銀の比重を考えれば（二〇℃で13.5459）、とても重い水銀蒸気が、盆地を超えて遠くへ飛んでいったとは考えられません。盆地の地表へと空から舞い降りてきます。あるいは雨に溶け地下水に混じり井戸水へ、川に降り生活用水へ。野菜や穀物に濃縮したとも考えられます。どのルートを考えようと、いまでいえば、相当な程度の「公害」病をもたらしたことでしょう。細かな水銀蒸気は、肺に入ると毒性を発揮します。

水銀蒸気による中毒者は、原因不明の疫病、あるいは宗教のたたりとされたのでしょうか。

大仏殿が竣工したのは七五八年、当の聖武天皇はその完成を見ずに二年前に亡くなっています。聖武天皇が亡くなった翌年の七五七年七月に起きたのが橘奈良麻呂《たちばなのならまろ》の乱。逮捕された奈良麻呂は、藤原永手《ふじわらのながて》らの聴取に対し「東大寺などを造営し人民が辛苦している。政治が無道だから反乱を企てたのだ」とその理由を述べます。ともかくもその後ほどなくの七八四年には長岡京へ都を移します。奈良盆地を襲った水銀中毒の蔓延がこの遷都に関係あったのかどうかについてはよくわかりません。

時を同じくして七五三年に唐から鑑真《がんじん》が来日します。鑑真は大量の生薬《しょうやく》をわが国にもたらします。そして、七五六年に聖武天皇（当時、すでに娘の孝謙天皇に譲位していました）が亡くなったとき、光明《こうみょう》皇太后は亡き天皇の遺愛の品を大仏へ奉納するという名目で、六〇種類の生薬を東大寺正倉院に納めます。この六〇種類の薬物のリストが『種々薬帳《しゆじゆやくちょう》』として現在に残っています。現在、その現物も三八種類残っているといわれ、その中には鑑真のもたらした薬も多くあるに違いありません。これらは、おそらく地上の倉に納められた世界最古の医薬品の例であると思われ、大変に貴重な人類遺産のひとつです。

奈良から長岡京、京都の平安京へと都を移したことの事後談として、八一〇年九月六日、平城上皇《へいぜいじょうこう》が平安京を廃し平城京へ再び遷都する詔を出したことがあります。これに対し、弟の嵯峨《さが》天皇は兵を動かし阻止、平城上皇は剃髪《ていはつ》という決着。これは平城上皇の寵愛《ちょうあい》を受けた藤原薬子《ふじわらのくすこ》が再び上皇を天皇に戻そうと意図して起こした「薬子の変」として知られています。そして、『水鏡』には薬子が毒をあおいで亡くなったと記されています（和田英松校訂『水鏡』、一九三〇年、一〇三頁）。平城京への再遷都が実現しなかったという話です。

「冶葛《やかつ》」の正体

一九四八年、宮内庁は正倉院に保存されている薬物を調査しました。この際、存薬物目録である『種々薬帳』に「冶葛《やかつ》」という正体不明の薬物名があることは確認されていましたが、それがどのようなものであるかを結論することはもとより、保存されている薬物からそのものを見つけ出すことすらできませんでした。

一九九六年、正倉院の再調査によって、冶葛の正体が明らかとなりました。現存する治葛の少量（二・八グラム）を分析した千葉大学薬学部教授（当時）の相《あい》見《み》則《のり》郎《お》氏らは、このサンプルが一二〇〇年以上も経過していたにもかかわらずゲルセミン、コウミン、ゲルセヴェリン、センペルビリンの計四種の毒性の強いアルカロイドの存在を確認し（M. Kitajima *et al.*, 1998）、この生薬の原料が東南アジアから中国南部にかけて自生するマチン科植物のゲルセミウム・エレガンスの根であることを明らかにしたのです。

ゲルセミウム・エレガンスは長さ三〜一二メートルのつる性常緑低木で、標高五〇〇〜二〇〇〇メートルの日当たりの良い山の斜面や雑木林などに見られます。葉は革質で対生し、五月〜十一月に黄色で五弁ある花を咲かせ、果実には二筋の縦線が入り、熟すとその線に沿って裂けて種子を飛ばします。世界最強の植物毒をもつともいわれるほどの猛毒植物で、毒部位は全草、最も毒の強い部位は若芽といわれています。

根を水洗いして乾燥させたものを、漢方では喘息《ぜんそく》治療や解熱、鎮痛などに使いますが、あまりに毒性が強いため、多くの医学書では「内服は厳禁」と書かれています。もし摂取すれば、一時間ほどで呼吸が荒くなり、めまいや嘔吐、呼吸筋の神経麻痺で呼吸困難におちいるといいます。

冶葛は『種々薬帳』によれば当初三二斤《きん》（一九・二キログラム）納められたことになっておりますが、現存量は三九〇グラム。かなり使用されています。一体、消えた正倉院の冶葛はどこへ行ったのでしょうか。何かの治療に使われたのでしょうか。それとも……。

聖アンソニーの火

中世というと、世界史的には「暗黒時代」とか「魔女の時代」といわれることが多いようです。あるいは錬金術が流行した時代、さらには暗殺の横行した時代ともいわれ、いずれも毒と関係があります。

この時代にはヨーロッパでは「大航海時代」と呼ばれる時期が含まれ、わが国にも海外からたくさんのものが入っています。栄西《ようさい》が茶を大陸から持ち帰ったのは中世の初めの頃であり、麻薬ゲシ（モルヒネなど麻薬成分を有するケシ）やタバコがヨーロッパ人によってもたらされたのは中世の終わり頃。コーヒーや紅茶、ココアがヨーロッパに伝わるのもこの時代であり、やがてこれらの飲料もヨーロッパからわが国に入ってきました。

人類の歴史は疫病の歴史といってもよいほどです。中世ヨーロッパにおける代表的な悪疫といえば、十三世紀のハンセン病、十四世紀のペスト、そして十六世紀の梅毒でしょうか。特に「黒死病」とも呼ばれて恐れられたペストは、もともとはクマネズミなどのげっ歯類に流行した病気で、ノミがネズミの血を吸い、ついで人が血を吸われた結果、感染します。高い致死性をもつことや人がかかると皮膚が黒くなることから黒死病と呼ばれたのでした。十四世紀のペストの流行によっては当時の世界人口が四億五〇〇〇万人から三億五〇〇〇万人にまで減少してしまったといわれます。これらの病気は近世から近代にかけての細菌

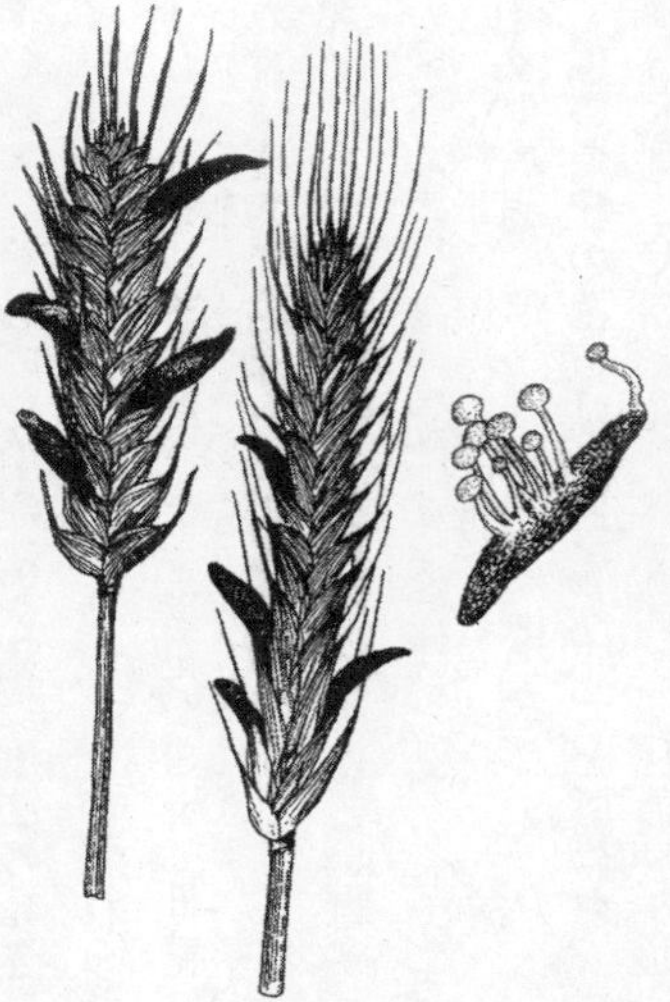

麦角菌（*Claviceps purpurea*）。左が麦に寄生した麦角で、右がキノコ状の子実体で、頭の部分に胞子をつくる。

学の勃興、そして化学療法や免疫療法の発達によって克服されていきました。

中世を代表する悪疫のひとつとして恐れられたものに「聖アンソニーの火」というものもありました。十一世紀から十二世紀にかけて西欧で大流行しています。これは、麦角《ばっかく》に含まれるアルカロイドによる中毒です。麦角とは子嚢《しのう》菌の仲間で麦に寄生します。ニワトリのけづめ、あるいはネズミの糞《ふん》のような形をしており（前頁の図）、菌核と呼ばれ、ここにバッカクアルカロイドと総称される有毒物質が含まれるのです。

黒い角状の菌核は「悪魔の爪」と呼ばれ、恐れられました。バッカクアルカロイドが体内に入ると血管が収縮し、手足への血行が妨げられます。中毒に陥った人たちは手足に熱さを感じ、やがて少しの血も流さないで肉が落ちていくのです。

このように、初期の症状として手足に強い熱感があること、また聖アンソニーを祀《まつ》った寺院に詣でれば、病気が治るといわれたことから、「聖アンソニーの火」と呼ばれました。実は病気が治ったのは、麦角で汚染された麦でつくられたパンを食べていた人たちが、寺院詣での旅に出ることにより、麦角に汚染されていない麦でつくったパンを食べられたからでした。

古い記録としては、紀元前六〇〇年のアッシリアの粘土板に麦角に対する警告が刻まれています。また十世紀にはフランスの南部で麦角によって四万人もの人が亡くなったという記録があります。

一方、当時のヨーロッパの助産婦たちは、危険なものと知りつつ、子宮の収縮を促進する目的で麦角を使っていました。その後二十世紀に至り、サンド社のA・ホフマン（一九〇六〜二〇〇八）はバッカクアルカロイドの化学誘導体を研究する中で、偶然、強い幻覚作用を引き起こすLSDを見いだします。LSDは一九六〇年代、とりわけ欧米の若者文化の中で注目を集めるようになりました。一時は、ヒッピー文化やサイケデリック・アートの中で注目を集めましたが、いまや世界中で問題となっている代表的な麻薬のひとつとなってしまいました。

パラケルススと錬金術の時代

錬金術はもともと古代エジプトに起こり、アラビアを経てヨーロッパに伝わります。中世を通じ錬金術師たちが探し求めていた「賢者の石」は鉛などを貴金属に変えると信じられ、また、不老不死の万能薬としての力をもつと考えられたのです。

一見、怪しげな考えですが、方法論としての精錬術や蒸留法などは化学物質を取り扱う技術の発展につながりました。

中世の医師であり、また錬金術師でもあったパラケルスス（一四九三〜一五四一）は、大学での学問に失望し、在野で学んだほうがためになると考え、人生の大半を放浪で過ごします。パラケルススという名前は本名ではなく、そうした放浪時代の自称の呼び名といわれます。そして、これまでの体液病理説を疑い、「病は臓器などの局所的な異常である」という考えをもつようになりました。

さらに錬金術の研究から、錬金術で観察した化学物質が結晶化したり、溶解したりする現象を医療にも応用しようと考え酸化鉄や水銀、アンチモン、銅、ヒ素、鉛などの金属の化合物を初めて医薬品として使いました。毒こそが薬にもなりうると考えたのです。

パラケルススは錬金術師として、これまで錬金術は金をつくることが主な目的であったが、そうではなく医薬品をつくることを目的にするべきと唱えます。そして、この頃からパラケルススの遺志を受け継ぎ、錬金術師の中から専門に薬をつくる医療化学者が誕生するようになりました。その意味から、パラケルススは「医療化学の祖」ともいわれます。

梅毒や鉱山労働者の職業病である鉱山病、精神病理などを研究し、当時、梅毒の特効薬とされたユソウボク（グアヤック）を無効と批判、グアヤックの輸入で巨万の富を得ていたフッガー家と対立します。一方で、梅毒の治療に水銀を使うといった危うさがあったり、バーゼル大学の医学部教授に就任したときには当時の権威ある医学書物を多数、学生の前で燃やしたりしました。人の噂にのぼることを多くする人物であったことはまちがいないでしょう。

魔女伝説とマンドラゴラ

中世ヨーロッパといえば、魔女ですが、いつ頃から現れたものでしょうか。旧石器時代の洞窟壁画には妖術師やシャーマンと呼ばれる女性の姿が描かれており、魔術を使ったということで人を告発し、裁くことはかなり古くから行なわれていたようです。ただし、魔女と毒物の関係にしぼれば、中世ドイツのハルツ地方に魔女がいたとされる伝説が多く残っています。なかでも有名なのがブロッケン山です。十九世紀に著わされたゲーテ『ファウスト』の舞台となったところで、今日でも魔女が年一回集まるといわれる、観光客の人気スポットです。

　それはともかくとして、そうした背景には、一二四〇年に神聖ローマ帝国フリードリッヒ二世が行った医薬分業政策にあったようです。薬物を処方するのは医師だけ、薬物を調合するのは薬剤師に限るとされました。これによって、ローマ時代より民間療法の重要な担い手として薬草摘みや薬草売りをしていた女性（ドイツでは「賢い女」と呼ばれた）の多くが排除されていくのです。彼女たちは、修道院の薬草園ではとても手に入らない様々な薬を調達してきた実績がありました。こうした事情に対して、毒と認識されていた物質も医療に用いたかのパラケルススも「これまでの薬学は年老いた女（賢い女）のおかげである」と述べています。

　信仰と祈禱による治療こそが善であり、薬物を管理下におくことをねらったキリスト教（権力）にとって、民間療法は眼の上のたんこぶというわけです。こうして神という信仰に背いて薬や毒を扱う女性には「魔女」というレッテルが貼られるレールが敷かれます。

　魔女は、山野に生息する様々な薬草や毒草を釜で調合し呪い薬や秘薬をつくっているといわれ、これが魔女伝説のゆえんとなりました。十五世紀から十八世紀にかけて「魔女裁判」として異端審問所などで裁かれる「魔女」には、「魔法の塗り薬」や「魔法の薬」が付き物でした。「魔女」とレッテルが貼られ、裁判にかけられるのは女性だけに限らず、男性もいましたし、なかには医師や薬剤師もいたようです。つまり、数多くの毒や薬に精通していた人たちが訴えられたのです。

ジャンヌ・ダルク（一四一二頃〜一四三一）は、時代からすれば、魔女という概念が広まる前に登場し、目覚ましい活躍をして祖国フランスを救った英雄ですが、ある告発によって捕まります。男装をしていた罪とか、マンドラゴラを首に下げてその力を借りたなどと様々ないいがかりをつけられた裁判の結果、「火あぶりの刑」となってしまいます。

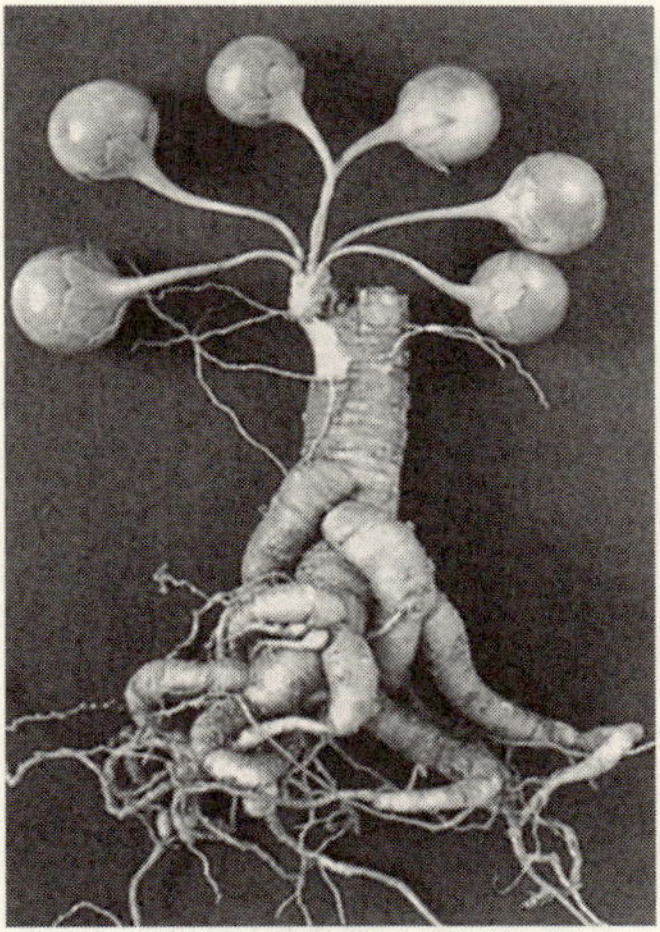

マンドラゴラ（西村佑子『魔女の薬草箱』山と溪谷社、100頁より）

マンドラゴラ（マンドレーク）とはナス科の植物で、アトロピンなどが得られます。アトロピンはまたチョウセンアサガオの類や、ベラドンナ、わが国に自生するハシリドコロからも得られます。

ベラドンナという名称は、イタリア語でベラが「美しい」、ドンナが「貴婦人」を意味します。なぜそのような名前がついたかというと、この植物の抽出液を薄めたものを御婦人方が点眼すると、瞳孔《どうこう》が開き、しかも潤んだ感じの魅力的な瞳になるからといわれます。しかし、一歩間違えれば失明すらしかねない極めて危険な美容法です。ちなみに、ブルガリアにおけるベラドンナの別名は「ルド・ヴィレ（気違い草）」です。

なお、ジャンヌ・ダルクの宗教裁判は彼女の死後、彼女の母親の訴えで再開され、結局ジャンヌ・ダルクは無罪となります。それどころか、ジャンヌ・ダルクは後にはカトリック教会における聖人の一人として数えられることになりました。

ウパス毒による死刑執行

ウパスとは東南アジア原産の二五〜四〇メートルほどの高木で、その樹皮を傷つけてとった樹液は矢毒として使われました。ウパスはマレー語で「毒」という意味です。

一七七六年、ジャワの豪族の一人は、彼の妾《めかけ》一三人を不誠実として、ウパスによる死刑としました。柱に縛りつけられた彼女らに、死刑執行人は、ウパスの毒をつけた千枚通しのような道具で肌に傷をつけたのです。彼女らは悶《もだ》え苦しみながら死んでいったといいます。ウパスとは学名をアンチアリス・トキシカリアといい、α《アルファ》-アンチアリンおよびβ《ベータ》-アンチアリンという有毒成分を含みます。むろん、これは法にもとづいた死刑執行ではなく、いうなれば、リンチ殺人という犯罪です。

華岡青洲と通仙散

華岡青洲《はなおかせいしゅう》（一七六〇～一八三五）は京都に遊学後、一七八五年に郷里の紀伊（現在の和歌山県）で医業を

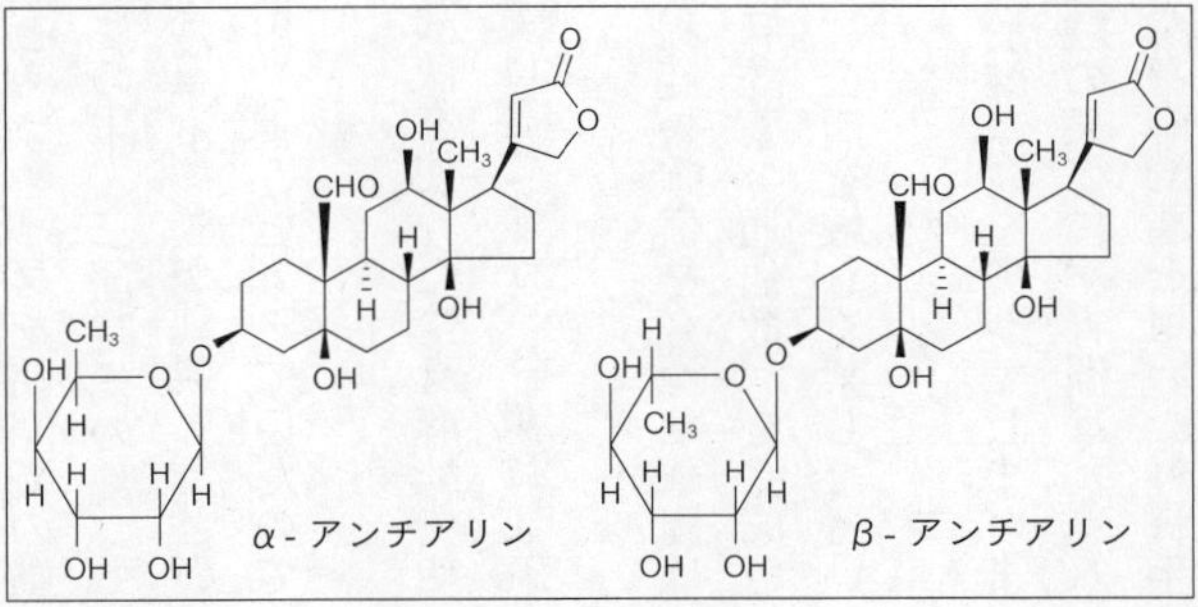

α-アンチアリン　　β-アンチアリン

開業します。それ以来二十年にわたって薬用植物の採集とネコやイヌを使っての動物実験を続けていました。華岡は、後漢（二五～二二〇）の末～三国時代の魏（二二〇～二六五）の初めに活躍した華陀《かだ》（華佗とも書く／生没年不詳）が創製したという「麻沸散《まふつさん》」のような麻酔薬をつくって、外科手術に応用しようと考えていたのです。

華陀は、『三国志』の英雄、関羽《かんう》の矢創に対して、麻沸散を使った全身麻酔で切開手術を行なったとされる人物です。その麻沸散の処方は謎ですが、一説によれば、大麻が入っていたともいわれます。

たび重なる動物実験を経て、調合した薬に対してある程度の確信をもった華岡は実母の於継《おつぎ》と妻の加恵《かえ》に対して人体実験を行ない、全身麻酔薬「通仙散《つうせんさん》」を完成させたといいます。この麻酔薬の処方は弟子にしか教えず、公開を厳しく禁じたといわれています。

ですが、この薬の副作用により、加恵は盲目となり、於継は命を失ってしまいます。現在だったら大問題となるこうした痛ましい人体実験の果てに、青洲は、一八〇四年（文化元年）に通仙散を用いての世界で初めての全身麻酔薬を用いた外科手術、すなわち乳岩（乳癌《にゅうがん》）の摘出手術に成功しました。このいきさつは、有吉佐和子による『華岡青洲の妻』（新潮文庫）によくまとめられています。

ちなみに、笑気ガス（一八四四年）やエーテル（一八四六年）、クロロホルム（一八四七年）を使用した全身麻酔が欧米で開発されるのは、その半世紀近くも後のことです。

「シーボルト事件」の裏の事情

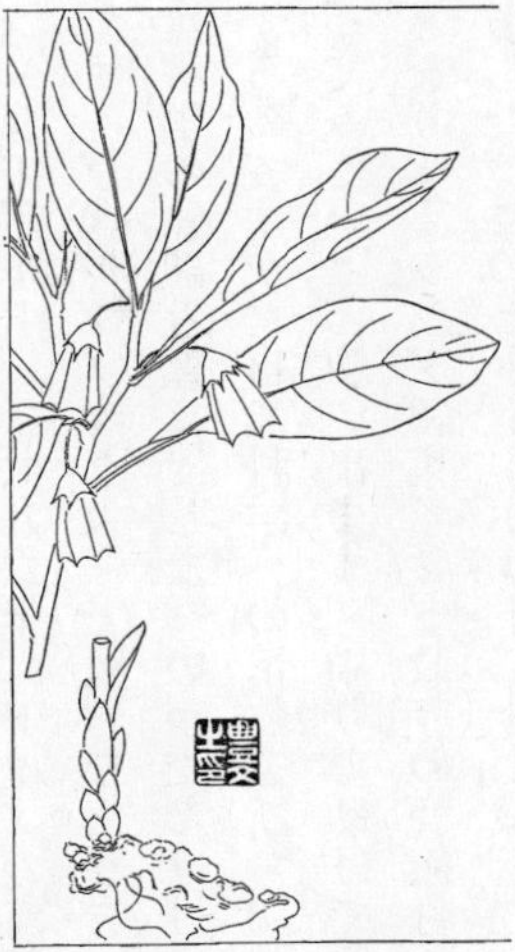

水谷豊文によるハシリドコロの図（清原重巨、1989 年、190 頁）

長崎の鳴滝《なるたき》というところに日本の医師を相手に医学の講義を行なう鳴滝塾を開いたシーボルト（一七九六〜一八六六）は、オランダ人というふれこみでしたが、実際にはドイツ人でした。フルネームはフィリップ・フランツ・フォン・シーボルト。一七九六年、ドイツの南にある学問の都市ヴュルツブルク生まれです。ヴュルツブルク大学で医学を学びますが、動物学、植物学、民族学などの自然科学の知識も豊富でした。いったんは外科、産科、内科の博士号を取得して開業するのですが、自然科学への情熱を断ち切れず「あまり調査されていない地域に行ってみたい」と願い出ます。周りの助けでオランダ領東インド陸軍病院の軍医少佐となり、オランダ領東インド政庁の商館付き医師として一八二三年、日本に上陸しました。このときシーボルト二十七歳。

実は「シーボルト事件」は、有毒植物であるベラドンナとハシリドコロにも関係があります。

江戸時代末期の一八二六年、江戸に滞在するシーボルトをたずねた眼科医の土生《はぶ》玄碩《げんせき》（一七六二～一八四八）は、瞳孔を広げる薬（ベラドンナ）を分けてくれるように願い出ます。こころよく分けてくれたベラドンナを眼科手術に用いたところ、確かに瞳孔が開きます。やがてそのベラドンナの薬が切れたので、もう一度シーボルトに分けてくれるように強く願い、その際、大事にしていた葵《あおい》の紋服（将軍家から与えられたもの）をシーボルトに贈りました。しかし今度は自分の手持ちの薬も少ないため分けてはくれません。ですが、「日本にも同じものがある」と言ってシーボルトが教えたのが、ハシリドコロ（口絵5）でした。

シーボルトは、尾張《おわり》の本草《ほんぞう》学者の水谷豊文（一七七九〜一八三三）から、写生したハシリドコロの図（前々頁、写生図はおそらくここに示すもの。豊文の判が押してあります）を見せられ、彼はそれを一目見てベラドンナと同じではないかと判断したのです。

シーボルトらは一八二六年七月に江戸から出島に戻ります。そして、間宮林蔵（一七七五〜一八四四）が蝦夷地で採取した押し葉標本を手に入れようと、間宮に丁寧な手紙と布地を送りましたが、間宮は外国人との私的な贈答は国禁に触れると考え、開封せず上司に提出します。このことがきっかけになり、大事件に発展します。

土生や高橋は捕えられ、牢死した高橋は、その塩漬けされた死体に対して打ち首にしての死罪、土生も官禄を奪われ、結局、シーボルトの門弟や友人も含め五〇余名が刑に服します。シーボルトは国外追放・再渡航禁止となり、翌年、長崎をあとにします。

病原微生物学の勃興と抗生物質の発見

中世のヨーロッパが疫病の連続であったことは述べましたが、その原因が何によるものかははっきりせず、ミアズマ（瘴気《しょうき》／悪い空気）や超自然的な現象という見方が強かったのですが、やがて十七世紀、レーウェンフックによる顕微鏡の発明によりミクロな微生物の世界への扉が開きました。コレラやペストなどの病気・疫病の背後に細菌がいることがわかってきたのです。病原微生物学の誕生です。

パスツール（一八二二～一八九五）の「白鳥の首フラスコ」実験は、細菌学の誕生を物語る上で白眉《はくび》の証明といえます。次ページの図のように、肉汁を普通の形のフラスコと白鳥の首のような形をしたフラスコの二種類で沸騰させます。沸騰させるとフラスコ内の微生物は消滅します。ここで火を止め、やがてフラスコが常温にもどる頃、普通の形のフラスコには微生物が侵入して肉汁はにごりますが、白鳥の首のフラスコでは微生物は水滴にさえぎられ肉汁までは到達できず、肉汁に変化は起こりません。ここに「微生物は自然発生していたのではなく、空気を伝わって入りこんだものである」ことが証明されました。十九世紀の実験です。

パスツールによる「白鳥の首」フラスコの実験

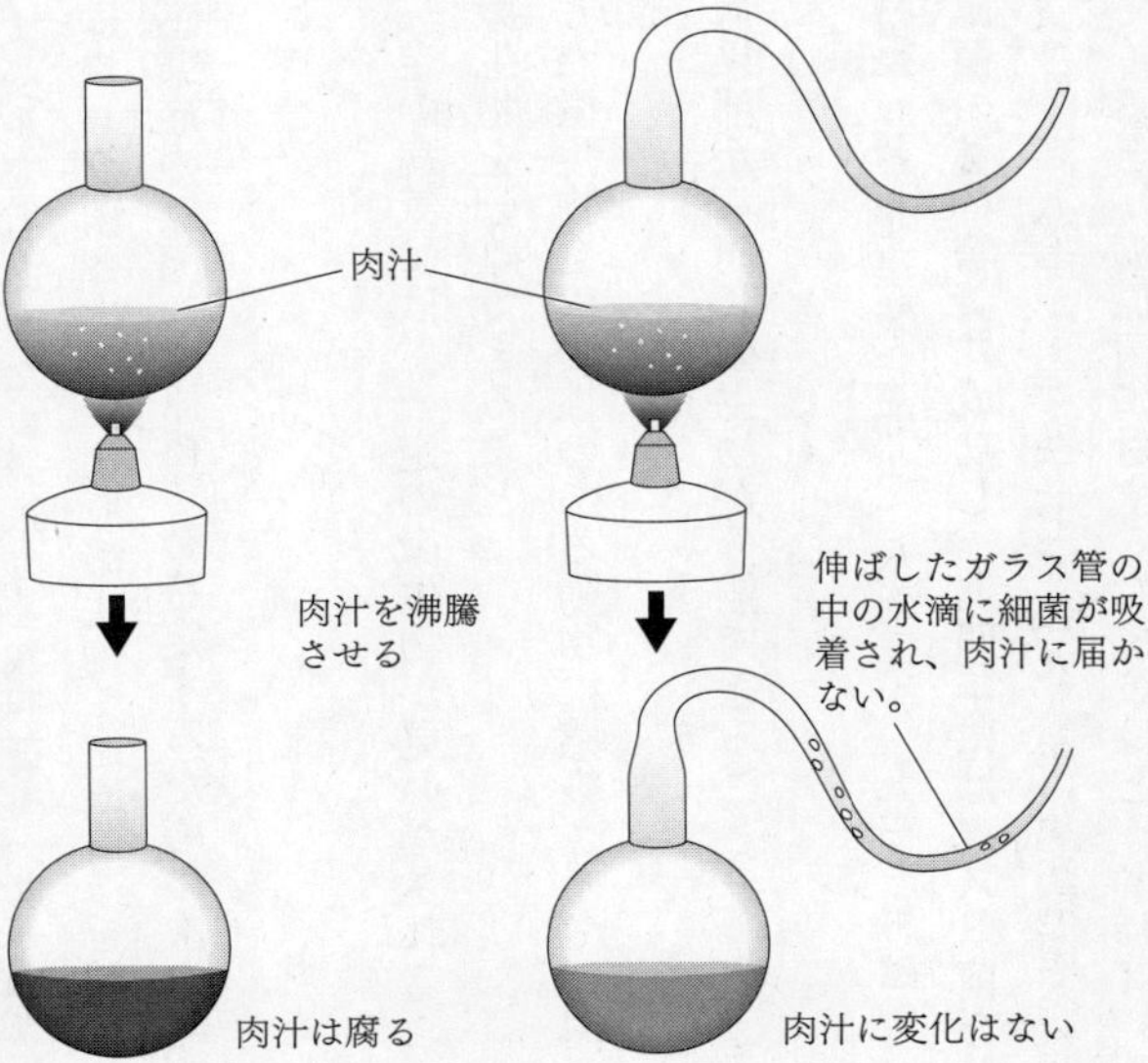

パスツールのライバルでもあったコッホ（一八四三〜一九一〇）は一八八二年に結核菌、八三年にはコレラ菌と次々に病原微生物（病原菌）を発見していきます。そして、コッホは感染症の原因（病原菌）を特定するための次の「四つの原則」を提唱します。

●**原則1**　ある一定の病気には、一定の微生物が見いだされること。
●**原則2**　その微生物を分離できること。
●**原則3**　分離した微生物を感受性のある動物に感染させて、同じ病気を起こせること。
●**原則4**　その病巣部から同じ微生物が分離できること。

コッホのもとに留学した北里柴三郎（一八五三〜一九三一）は、一八八九年にコッホのもとで破傷風菌の純粋培養に成功し、九四年にはペスト菌を発見します。また北里の弟子、志賀潔《きよし》（一八七一〜一九五七）は九八年に赤痢菌《せきり》を発見しました。

さて、こうなってくると、病原菌に対する対抗策はどうすればいいのかが、次の課題となってきます。ここでも、北里が活躍します。一八九〇年、北里とベーリングは共同でジフテリアの免疫血清療法を発表しました。原理は次の通りです。まずジフテリア菌を培養します。次にその毒素（トキシン）をホルマリン処理して無毒化させ、それを馬に少しずつ注射していきます。そうすると馬の体内で抗原抗体反応が起こり、抗毒素が生成します。そこで、その血液から血清（抗毒素血清）をつくり、注射して治療に応用するのです。

免疫血清療法とは異なる病原微生物対策に化学療法があります。化学療法の原理についてコッホの弟子のパウル・エールリッヒ（一八五四～一九一五）はこう考えました。すなわち、人体にはさほど毒性を示さないものの、ある病原菌には強い毒性を発揮する（これを選択毒性をもつといいます）化学物質を見つけ出し、医療に使うという発想です。これは十六世紀、錬金術の発想から毒を医療に使えないかと考えたパラケルススの考え方の発展ともいえましょう。

エールリッヒは彼のところに来ていた留学生の志賀潔と共同で、一九〇四年、睡眠病の病原体である血液寄生虫の原虫トリパノソーマに選択毒性をもつトリパンロートを発見し、一九一〇年には同じく留学生、秦佐八郎《はたさはちろう》（一八七三～一九三八）の協力で梅毒の治療剤、サルバルサンを発見します。秦佐八郎も北里の弟子です。エールリッヒは化学療法で使う化学療法剤を「魔法の弾丸」と呼びましたが、日本語では「特効薬」と訳されました。

抗生物質ペニシリンの登場

さて、次がいよいよ抗生物質の登場です。アレキサンダー・フレミング（一八八一～一九五五）はシャーレの中で黄色ブドウ球菌を培養する実験をしていました。ある日、そこに偶然、青カビがシャーレに飛び込んでコロニーをつくっていることを見いだします。「これは困った」と思ったもののよく見たところ、奇妙なことに気づきました。飛び込んだ青カビがコロニーをつくっている周囲だけ、黄色ブドウ球菌が消えているではありませんか。ここでヒラメキが起きます。青カビが黄色ブドウ球菌の生育を阻害する物質を出しているのだと。これが、一九二九年、「ペニシリン」発見のストーリーです。

しかし、ペニシリンは不安定な物質でもあったため、そのままでは量産に向きません。これを改善したのが、イギリスのフローリー（一八九八～一九六八）やチェーン（一九〇六〜一九七九）らで一九四一年には量産化に成功します。第二次世界大戦で負傷した兵士を感染症から守るというペニシリンのすさまじいまでの威力は、こうしてまたたく間に世界を席巻したのです。

ペニシリンは傷の化膿や敗血症、肺炎などにきわめて効果が高いことが実証され、大戦後は「奇跡の薬」とまで呼ばれます。ただし、残念ながら、ペニシリン類は結核菌に対しては効果がありません。しかしやがて、結核菌に効果のあるストレプトマイシンが登場します。

これまでに知られている抗生物質は五〇〇〇種類とも六〇〇〇種類ともいわれていますが、そのうち、実用化されているのは七〇種ほどと考えられます。その後、抗生物質の乱用による耐性菌の問題が浮上したりしています。

最初の抗生物質であるペニシリンはカビの培養物から得られましたが、現在の抗生物質はカビ由来よりも放線菌由来の抗生物質が主流で、半合成抗生物質も多くあります。また、抗菌活性ばかりでなく、免疫抑制活性や抗がん活性、コレステロール合成阻害活性な

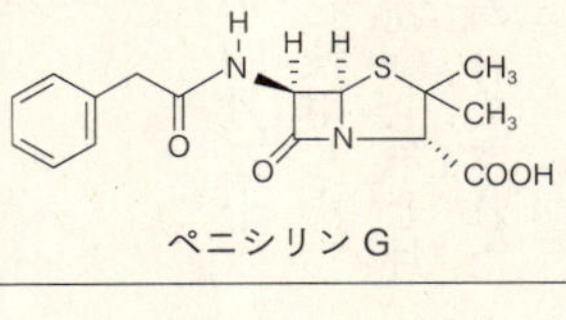

ペニシリンG

ど、実に様々な作用をするものがあって、種々の疾病に応用されています。

化学兵器・ナチス・七三一部隊

ドイツ軍は、第一次世界大戦（一九一四〜一九一八）中の一九一五年四月二十二日にベルギー西部のイープル戦線にてフランス軍に対して塩素ガスを使用しました。この時の中毒者一万四〇〇〇人、死者五〇〇〇人といいます。一九一七年七月十二日、ドイツ軍は再度イープルにて毒ガスを使用します。今度は有機合成された毒ガスでした。

これらの毒ガス研究の指揮をとったのは、空中窒素の固定法であるアンモニア合成法を一九〇八年に開発し一九一八年度のノーベル化学賞を受賞したフリッツ・ハーバー（一八六八〜一九三四）でした。

二度目に使われた毒ガスについて、イギリス軍はマスタード（からし）に似た色とその特異な臭いからマスタードガスと呼び、フランス軍は使われた場所イープルにちなみイペリットと呼びました。イペリットは粘着性のある液体で、その症状から糜爛《びらん》剤に分類されます。ゴムに対して浸透性があり、ゴム引き布による防護服では防御ができません。付着後効果が出るまで時間がかかりますが、皮膚につくと強い痛さがあり、消化器や造血器にも障害をもたらします。

一九四三年十二月二日、イタリアのアドリア海にてドイツ空軍機が行った爆撃で貨物船など三〇隻余りが損傷を受けましたが、そのなかにアメリカ合衆国の「ジョン・ハーヴェイ号」がありました。実はこの船は極秘の貨物として、マスタードガス爆弾二〇〇〇発を積んでいました。結局、液体のマスタードガス数十トンが海に流出してしまいました。この船から海に逃れた船員や彼等に接触した医療スタッフから、失明や糜爛などの中毒症状が現れました。さらに船の一部が爆発したときに毒ガスの蒸気が沿岸の市街地上空を漂い、そのために中毒を起こした民間人数百人が病院に殺到する事態となりました。

中毒症状が現れた人は、目や皮膚を侵され、重篤な患者は血圧低下とショック、やがて白血球が急減、六一七名中八三人が死亡したといいますが、正確な数字はわかっていません。死者のピークは被害後二～三日が毒ガスによる直接死亡、八～九日が白血球の減少による感染症とされました。

この経験から、イペリットや類縁のナイトロジェンマスタードは白血病の治療に使えるのではないかと考えた研究者がいました。なぜなら「血液のがん」白血病は骨髄で白血球細胞が異常に増殖する疾病だからです。

実際にナイトロジェンマスタード関連化合物は白血病や悪性リンパ腫の治療薬として使われ始め、さらに毒性を弱める工夫も重ねられ、今日に至っています。

なお、初めて毒ガスが使用された少し後の一九二四年、極右政党ナチスの独裁者ヒトラー（一八八九～一九四五）は刑務所（特別待遇を受けていた）でユダヤ人排撃を中心とする『わが闘争』を口述筆記で執筆していました。一方、愛国心のために毒ガス研究に手を染めてしまったハーバーは、その後、ユダヤ人であるがために、ヒトラーによって国を追われます。ナチスドイツでは、青酸ガスを発生させる缶詰、チクロンBがアウシュヴィッツなどの収容所でユダヤ人・政治犯・同性愛者などを虐殺するのに使われました。チクロンBはもとはといえば殺虫の目的でハーバーの研究所で開発されたものでした。

ナチスドイツでは化学兵器の一種として、神経剤の開発にも手を染めていきます。一九三七年、ドイツのシュレーダー博士は農薬の開発過程で、人間にも瞳孔縮小や呼吸困難などの重篤な作用を有する化合物を見つけました。その物質がタブンで、この話がナチス政権に伝わり、神経剤の第一号が生まれます。そして、一九三八年にできたのがサリンであり、サリンという名称はその開発者四人の名前の一部（Schrader, Ambros, Rüdiger, von der Linde）を組み合わせた名称で、大戦中の生産量は四五〇キログラムと推定されています。また、ソマンは一九四四年にドイツで、ＶＸは一九五二年にイギリスで発見され、アメリカにて開発されました。

次ページの図を見ていただければわかるように、これら神経剤の化学構造は、パラチオンやＤＤＶＰ、マラチオンといった有機リン系農薬の化学構造によく似ています。ただし、化学兵器はヒトに危害を加える目的で開発されたものという点が、農薬との大きな違いです。

一般に、毒物の人体に対する作用や致死量というのは調べられていません。それを意図的に実行したのが七三一部隊でした。七三一部隊は、石井四郎（一八九二〜一九五九）軍医中将をトップとする集団（関東軍防疫給水部本部、通称・満州七三一部隊）で、旧満州にて生物化学兵器の開発のために人体実験を繰り返していたことが明らかとなりました。炭疽菌《たんそきん》、ペスト菌、赤痢菌、コレラ菌、チフス菌、結核菌のような病原菌や、毒ガスなどを使ったとされます。それらを対象地域にばら撒《ま》

神経剤の例

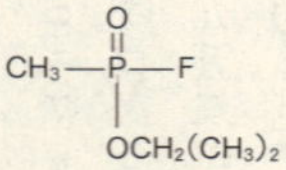

サリン

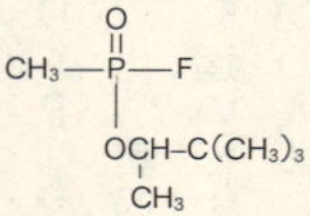

ソマン

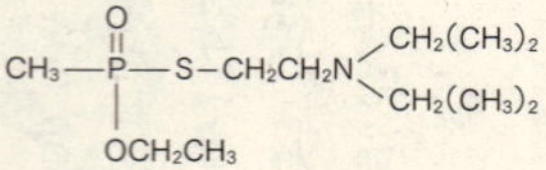

VX

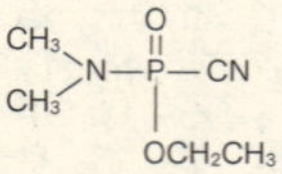

タブン

有機リン系農薬の例

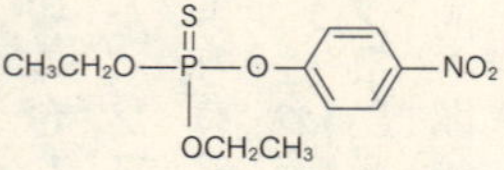

パラチオン

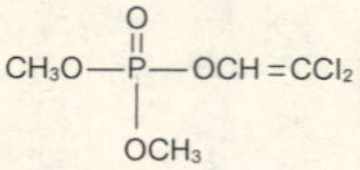

DDVP

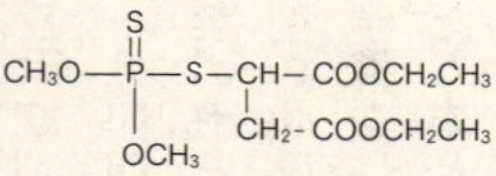

マラチオン

いて病気を蔓延させたりし、その症状と、死体の様子、致死率などを調べたりしたというのです。一九四七年、米軍の細菌戦研究機関のフェル博士が石井部隊長に行なった尋問に対し「（炭疽菌が）もっとも有効な菌であると確信しました。量産できるし、抵抗力があって猛毒を保持し、致死率は八〇〜九〇％にのぼる」と石井は答えます。

大久野島での毒ガス製造

瀬戸内海に浮かぶ大久野島という小さな島では、一九二九年から四五年まで、のべ六七〇〇人（なかには中学生の男子や高等女学校の生徒まで動員）が日本陸軍によって集められ極秘裏に毒ガスを製造していました。製造していたのは、イペリットとルイサイト（ともに糜爛性ガス）、ジフェニールシアノアルシン（くしゃみ性ガス）、ほかには青酸（窒息性ガス）、クロロアセトフェノン（催涙性ガス）などです。

イペリットは前述のように、第一次大戦でドイツがフランスに対して使った毒ガスです。実はすでに一九二五年に、国際連盟の提言によって作成されたジュネーブ議定書にて「窒息性、有毒性または同種類のガス及び細菌学的方法を戦争に使用することを禁止」と決められていました。

最初は「化学工場」というふれこみで工員を集めました。しかし工員は「防毒マスク」を付けて作業をしていましたから、危険なものを扱っていることはすぐに知れ渡ります。島に通う船が出る忠海《ただのうみ》の町では憲兵の眼が光るようになります。やがて生産が軌道に乗り、主力である糜爛性ガスを約三〇〇〇トン、くしゃみ性ガスを約一八〇〇トン製造したようです。数字を聞いてもピンと来ないかもしれませんが、液体イペリットの一トンで一〇〇〇個の毒ガス兵器がつくれます。ということは、億単位のヒトを殺傷する量といえるでしょう。

日本軍は、日中全面戦争に突入した一九三七年頃から、中国の軍隊や中国の民衆に対して毒ガスを使い始めました。中国は防護能力も報復する力も大したことがないと踏んで、まずは催涙性ガスとくしゃみ性ガスを使ったようです。「日本軍はくしゃみ性ガスを発射し、発射直後に防毒面を装着して突入し、毒ガスを吸って苦しんでいる（中国軍）兵士を通常兵器で全員を刺殺・射殺するという方法で使用したのです」（山内正之監修『おおくのしま　平和学習ガイドブック』）。

一九三九年になると、七三一部隊の協力も得てイペリット・ルイサイトの糜爛性ガスの使用に踏み切ります。一九四二年には河北省北坦村で、地下道を逃げまどう村人一〇〇〇人を毒ガスで虐殺するという事件が起きました。こうした日本軍の国際条約違反の毒ガス使用に対し、アメリカ軍より「このまま毒ガスを使用するなら、アメリカ軍も日本に対し使用する用意がある」との脅しが来ます。一九四二年と一九四四年の二回です。

そして、敗戦濃厚となった一九四五年八月には、七三一部隊が人体実験をしていた「捕虜」（マルタと呼ばれていました）の抹消のために毒ガスが使われました。また、大陸でも大久野島でも毒ガスの廃棄・遺棄が行われます。日本での遺棄には戦後米軍も加わって、各地の海や陸地に投棄したり埋めたりする作業が続きました。

なお、大久野島の工員や動員少年・少女、廃棄作業員で毒ガスと接触して命を亡くしたり、後遺症をもって生きておられる人が多くおられるのですが、極秘任務だったことが補償の壁を高くしています。さらに、東京裁判では、アメリカが七三一部隊も毒ガス問題も不問にすることにしたため、関係者が戦犯として裁かれることも、関係者の対外的な反省も謝罪も行なわれていません。アメリカ自身が細菌・生物兵器や毒ガス研究を推進するため責任追及の棚上げをはかるとともに、アメリカによる知識・知見の独占化によって優位性を保つことを優先したためでしょう。

大久野島で日本が毒ガスを製造していたという事実は、米国の資料から一九八四年六月十五日、日本のマスコミが取り上げることで明るみに出ます。それにしても、戦時とはいえ、とても恐ろしいことが国民の眼の届かないところで進行していたのです。

戦争は犯罪であり、狂気であるとはよく言われます。化学兵器や生物兵器の使用は条約では禁止されていますが、平和なときにしか適用できないルール（条約）をつくっても戦争時に実効はあるのでしょうか。化学兵器は戦争が生んだ鬼子でした。こうした愚行は即刻断ち切りたいものです。

帝銀事件

「この近くで赤痢が発生したとGHQに報告がありました。これから皆さんに赤痢の予防薬を飲んでもらいます。お集まりください」

場所は現在の豊島区にあった帝国銀行椎名町支店、日時は一九四八年一月二十六日午後三時五分、閉めたばかりの銀行にインテリ風の男が入ってきます。男の腕には東京都のマークと「防毒消毒員」の文字が入った腕章がありました。

「薬は二種類あります。まず一番目の薬を飲み、その後一分してから二番目の薬を飲んでください」

といって、男は薬の飲み方まで実演してみせるのです。

これがいわゆる「帝銀事件」で、赤痢の予防薬と偽って行員ら一六人に青酸化合物を服用させ、一二人が死亡、犯人は現金一六万円余と小切手一枚をうばって逃走しました。

同年八月二十一日、犯人として逮捕されたのは当時五六歳のテンペラ日本画家、平沢貞通《ひらさわさだみち》（一八九二～一九八七）氏でした。テンペラ画とはイタリアルネッサンス期に発達した絵画技法で、顔料を油で溶いて描くのが油絵に対し「顔料を卵黄などで溶いて描く」手法で、ボッティチェリの有名な「ヴィーナスの誕生」がこの手法で描かれています。日本画では、卵黄などの代わりに「膠《にかわ》」を使用することがあります。一九五五年四月最高裁で死刑確定、平沢死刑囚は三九年の獄中生活（確定死刑囚としては三二年）中、長く宮城刑務所に収監されていましたが、その後体調を崩し一九八七年五月十日の朝、八王子医療刑務所で九十五年の生涯を閉じます。

実は、この犯罪に使用された薬剤は青酸カリウムのようなありふれたものではなく、作用が出るまでに時間のかかるアセトンシアンヒドリンなどではなかったかという説があります。もし、このときに使われた薬物がアセトンシアンヒドリンなどであれば、真犯人は別にいて、しかも、もしかしたら七三一部隊関係者ではなかったかなどのいくつかの謎と問題を残して今日に至っています。作家の松本清張（一九〇九〜一九九二）氏は『小説 帝銀事件』（角川文庫）において冤罪《えんざい》であるとの主張を述べています。

覚醒剤の出現

まずは、次頁の図を眺めていただきたいと思います。体力をつけ、倦怠感や眠気を除去し、作業の能率を増進させるという「ヒロポン錠」の宣伝ポスターです。かつて覚醒剤は日本の薬局で自由に手に入る薬でした。ヒトを覚醒させる、シャキッとさせる薬という意味で、「覚醒剤」という名前はつけられたのです。よって覚醒剤という言葉に本来は悪い意味はありませんでした。

昭和二十六年（一九五一年）施行の「覚せい剤取締法」に記載されているのは、

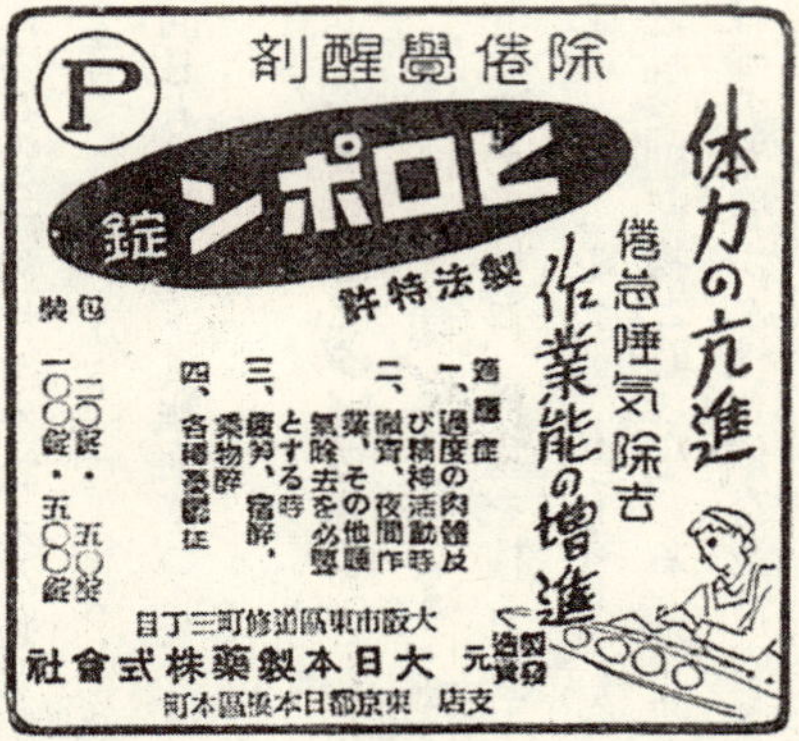

フェニルメチルアミノプロパン（メタンフェタミン）とフェニルアミノプロパン（アンフェタミン）の二つです。このうち、メタンフェタミンが合成されたのは、実は日本です。わが国の近代薬学の先達、長井長義《ながよし》（一八四五～一九二九）博士らが、漢薬「麻黄《まおう》」から喘息《ぜんそく》薬として使われるようになったエフェドリンを単離したとき、エフェドリンの化学誘導体のひとつとして作られたのです。明治二十六年（一八九三年）のことです。

日本で覚醒剤が怖いものだという認識が広がり始めたのは、戦後のことでした。薬物で人格を変えるなんて気味の悪いことですが、一度くらいならという安易な考えが横行していることも事実で、教育が必要です。強い精神的依存性があり、なかなかやめられないという事実や、「フラッシュバック（使用をやめた後、飲酒時などに突然使用時の幻覚などが現れること)」の怖さを教える必要があります。ヒロポンは「シャブ」、あるいは「S(エス)」「スピード」「アイス」などと軽い名称で呼ばれることもありますが、全く同じものです。覚醒剤については、第7章で改めて取り上げます。

枯れ葉作戦とダイオキシン

ベトナム戦争(一九六〇～一九七五)当時、米軍がベトコンといわれたゲリラの隠れ家の破壊と、作物を枯らして食料補給源を断つ目的などで大量の除草剤を空から散布しました。「枯れ葉作戦」と称して大量に散布された除草剤には、その製造過程で副産物として生じるダイオキシン類が混入していました。ダイオキシン類には強力な発がん性と催奇形性のあることがわかり、ベトナム人民やベトナム帰還米兵に大きな禍根を残したのです。ベトナムでは、障害を持った子どもが多数生まれ、たとえば、一九八一年に生まれたベトとドクと名づけられた二人の男の子は、下半身が融合した状態で誕生しました。一九八八年、兄のベト君が急性脳症となったことを契機に日本で二人を分離する手術が行なわれました。しかし、二〇〇七年十月六日、ベト君は死亡してしまいました。二十六歳でした。

十九世紀以降、人類は有機化合物を人工的に合成する技術を手にしました。その結果、ここに述べたダイオキシンや、PCB、DDT、フロンガスといった、環境や生物に重大な影響を及ぼす化合物も世に送り出してきたのです。

天然に存在する有機化合物には分子中に塩素を含むものは稀《まれ》です。しかし、化学合成によって得られた有機化合物には塩素を含むものが多いのです。実は、このことは化学工業の原料として重要な水酸化ナトリウムと関わりがあります。

無尽蔵といってよい海水中の食塩

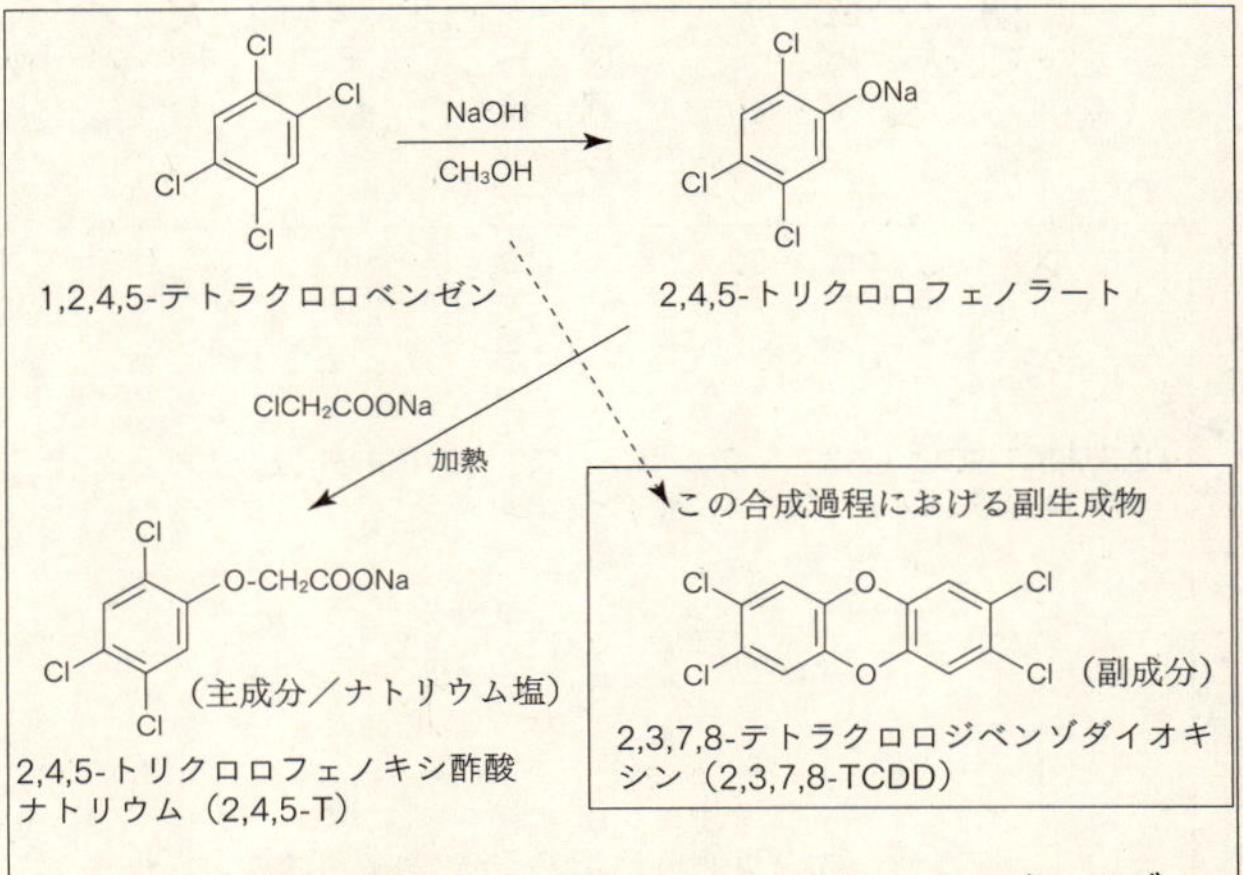

2,4,5-T製造工程における2,3,7,8-テトラクロロジベンゾダイオキシン（2,3,7,8-TCDD）の生成

を分解してナトリウムを得、そこから水酸化ナトリウムを製造します。しかし、その結果、水酸化ナトリウムの製造と同時に大量の塩素も生成されます。そこで、その用途として合成有機化合物への導入が考えられました。そうした過程で登場した化合物には、合成樹脂のポリ塩化ビニルのほか、γ《ガンマ》－ＢＨＣ（γ－ベンゼンヘキサクロライド）やＰＣＢなどもあります。

現在、これらの化合物は、残留性が高く、強い毒性があり、焼却処理しようとすればダイオキシンを発生させるといった問題があることがわかってきました。そのため、捨てるにも捨てられず、焼却処理もできない、という情況になっています。

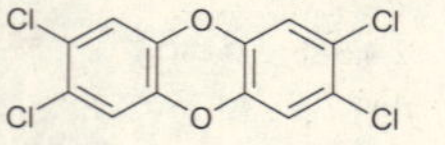

2,3,7,8-TCDD（2,3,7,8-テトラクロロジベンゾダイオキシン）

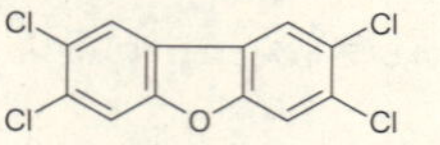

2,3,7,8-TCDF（2,3,7,8- テトラクロロジベンゾフラン）

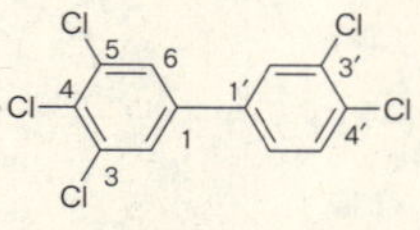

3,3′,4,4′,5-PCB
（コプラナー PCB のひとつ）

ダイオキシン類と関連化合物の例

ＰＣＢの中でも、コプラナーＰＣＢの毒性がとくに高いのは、ダイオキシンと同じような空間構造をとりうるからであると考えられています。

毒による死刑執行

先に述べたウパス毒による死刑執行はいわばリンチ殺人の例でしたが、この地球上には、法律の定めによって人が合法的に人を殺すことがあります。ヨーロッパでは死刑を廃止している国が多いのですが、中国やインド、日本、サウジアラビア、米国の一部の州などでは、死刑が合法的に執行されているという厳粛な事実があります。そして、日本では絞首刑ということになっていますが、国によっては薬物による死刑を行なうところもあります。

二〇一〇年四月六日、中国の大連空港から日本に大量（二・五キログラム）の覚醒剤を密輸しようとして二〇〇六年九月に逮捕された日本人男性（六十五歳）の死刑が、大連の拘置所で執行されました。同年四月九日には、同様の罪にて、大連の拘置所にて二人の日本人男性（六十七歳と四十八歳）、さらに瀋陽《しんよう》の拘置所にて一人の日本人男性（六十七歳）の死刑が執行されています。

中国での死刑は銃殺なのかと思っていたら、いずれも薬物による死刑でした。殺人などの凶悪犯罪ではなく、覚醒剤の中国からの持ち出しという犯罪での死刑ということで、日本国内ではかなりの話題となりました。実は、中国の刑法では、覚醒剤五〇グラム以上の密輸に対しては「懲役十五年、無期懲役または死刑」が科せられるというのです。

所が変わればその執行方法も異なるのでしょうが、米国のある州では、死刑執行にチオペンタールナトリウム、パンクロニウム臭化物、および塩化カリウムの三種の薬物が使用されるといいます。この中で、チオペンタールナトリウムは受刑者を眠らせるため、パンクロニウム臭化物は筋弛緩作用を起こさせるため、そし

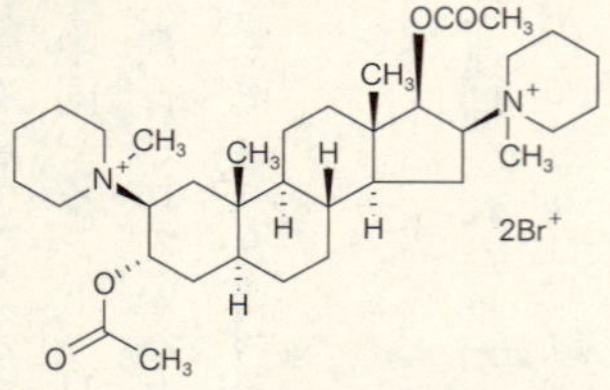

パンクロニウム臭化物

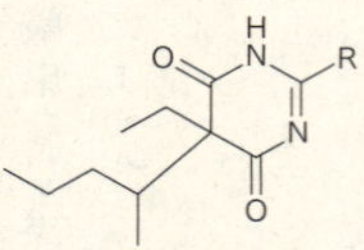

チオペンタールナトリウム　R＝SNa
ペントバルビタールナトリウム　R＝ONa

て塩化カリウムは心臓を停止させるために使われるとのことです。なお、この中で睡眠薬のチオペンタールナトリウムは、かのマリリン・モンロー（前出）の死因に関連しているのではないかと疑われている睡眠薬ペントバルビタールナトリウムと類似の化合物です。また、塩化カリウムは一九九一年に起きた東海大学安楽死事件でも使用された薬物です。

第４章

食べ物と毒

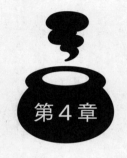

私たちが毒や薬と称しているものの多くは口から入れるものですから、その起源の多くは食べ物でしょう。ある食べ物（特に植物由来）を食べたところ体に変調を来《き》した、そこから毒ではないかと思うわけです。また、ある植物を口にするといつも下痢になるので、逆に便秘のときにはその植物を食べて便通をうながすことに応用したりします。おそらく、このようにして、人類は一つひとつ、毒や薬になるものを見つけてきたのでしょう。

一方、動物や植物が毒をもっているのは、生物の進化の結果、たまたま私たちが毒と呼ぶものをもっただけで、そういう生物が生き残るのに多少有利だったにすぎないと考えられます。

たとえば、イモガイという貝は、動きはゆったりとしているのですが、強烈な毒矢を放つことができ、そのために獲物の魚をしとめられるし、ほかの捕食者から身を守ることができます。決してこの貝は自分がノロノロとしか動けないから意識的に毒をもつようになったのではなく、たまたま私たちが毒とみなすものをもってこの世に誕生したと考えるべきでしょう。

古い中国の言葉に「薬食同源」という言葉があります。病気を治す「薬」も日常の「食」もともに生命を養い、健康を保つ上で欠かせないという意味です。これに対して、「医食同源」という言葉もあります。この言葉は東京都の開業医、新居裕久氏（一九二八〜二〇〇八）が、NHKの料理番組「きょうの料理」の一九七二年九月号の特集「四〇歳からの食事」で最初に使い始めたものです。彼は、「薬食同源」というと、「薬」という字が化学薬品をイメージするので、「薬」の文字の使用を避けたと述べています。一方で、「食物は飢えたときとれば食であり、病のときとれば薬である」ともおっしゃっています。

なお、私は「薬食同源」に対して、「薬毒同源」と唱えています。毒と薬の源は同じで、生物活性のあるものは使われ方により毒にも薬にもなりうるという意味です。

毒きのこによる中毒

毎年、きのこシーズンの秋になると、必ずといってよいほど、きのこ中毒の記事を目にします。きのこ中毒は、天然の毒による中毒の七〇%を、また、死亡例の六〇%を占めるといわれます。これらは毒きのこを見分けることができれば防ぐことのできる事故ですが、毒きのこの見分け方は一朝一夕というわけにはいきません。毒きのこの判別には、専門家（きのこに詳しい人）によくみてもらうことが一番です。

毒きのこの見分け方としていくつかの「迷信」が巷《ちまた》で通っていますが、たとえば、以下の見分け方はすべて迷信で、いずれにも例外があります。

(1) たてに裂けるものは食べられる。
(2) 色の毒々しいものは毒きのこである。
(3) 虫のついたきのこは食べられる。
(4) 毒きのこでもナスと一緒に煮れば食べられる。
(5) 塩漬けにすれば毒きのこも食べられる。
(6) 犬やネコ、ニワトリに食べさせて大丈夫なら食べられる。

毒きのこの中毒症状は左の表に示すように三つに大別できます。

これらの各症状を示す毒きのこから代表的なものをピックアップし、ややくわし

毒キノコの中毒症状別分類
（小山昇平『日本の毒キノコ150種』ほおずき書籍、1992、214頁）

胃腸症状型

症状	毒キノコ
食後30分～１時間後に、悪心・嘔吐・下痢	クサウラベニタケ（イッポンシメジ）・ツキヨタケ・カキシメジ・ニガクリタケ・ドクヤマドリタケ・ハナホウキタケ

コレラ様症状型

症状	毒キノコ
６時間以上の潜伏期間後、腹痛・水様性下痢・脱水症状・急性肝炎・腎炎	タマゴテングタケ・ドクツルタケ・シロタマゴテングタケ・コレラタケ・タマゴタケモドキ・シャグマアミガサタケ・フクロツルタケ

神経系症状型

症状	毒キノコ
１　ムスカリン様症状型 食後10～30分で、発汗・粘液の分泌亢進・意識喪失	アセタケ属・カヤタケ属など
２　アトロピン様症状型 食後30分～３時間で、異常な興奮・よだれ・筋線維性けいれん	テングタケ・ベニテングタケ・ヒメベニテングタケ
３　幻覚剤中毒型 食後30分～１時間で、幻聴・幻視・精神錯乱・筋弛緩	シビレタケ・ヒカゲシビレタケ・ワライタケ・センボンサイギョウガサ・アイゾメシバフタケ
４　肢端紅痛症《したんこうつうしょう》型 食後６時間以上の潜伏期間後、不快感・吐き気・手足の先端のしびれ・灼熱感・激痛	ドクササコ
５　アンタビュース様症状型 酒と一緒に食べた時に限り30分～１時間後に、顔面・頸部・手・胸部のflushing現象、心悸亢進・頭痛については普通は食後１～２日続くといわれる	ホテイシメジ・ヒトヨタケ・スギタケ

く説明します。

まずは胃腸症状型の毒きのこツキヨタケですが、誤って食べると、その後まもなく嘔吐、腹痛、下痢といった胃腸の症状が出ます。ツキヨタケは地味な色合いで、一見シイタケにも似た食べられそうなきのこに見えるためか（口絵6）、日本では非常に中毒の多いきのこです。発光成分を含んでいて暗いところでは青白く光るために、ツキヨタケの名があります。

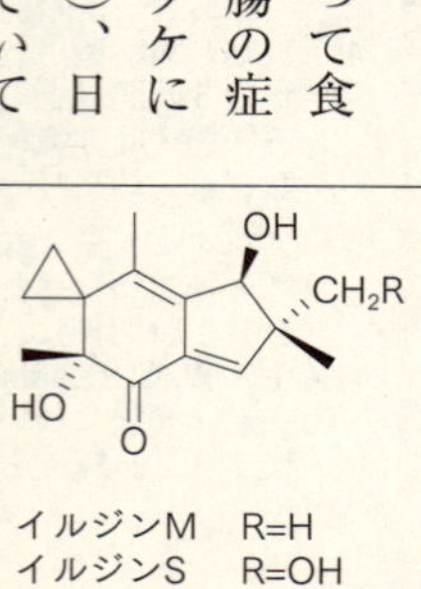

イルジンM　R=H
イルジンS　R=OH

このきのこによる主な症状は激しい嘔吐と下痢ですが、重体にまでなることはめったにないといいます。このきのこの成分を、有毒物質研究と制がん物質研究といった別の立場から日本国内の複数の研究グループが同一物を分離し、それぞれルナマイシンおよびランプテロールという名前がつけられました。しかし、その少し前に、アメリカで別の光るきのこから見つけられた、イルジンSの名前がつけられた化学構造が、先の化合物に一致、現在はイルジン類の名称で統一されています。

このように、ツキヨタケからは毒成分としてイルジンSとイルジンMの存在が知られ、実験的に制がん作用があることもわかりましたが、毒性に問題があり、今のところ、治療に応用されるまでには至っていません。

なお、ツキヨタケの発光成分はルシフェリンであり、これにルシフェラーゼという酸化酵素がはたらいて、発光現象が起こることが知られています。

一方、コレラ様症状型の中毒作用を示す毒きのこには、ドクツルタケや、タマゴテングタケ、シロタマゴテングタケなどがあります。いずれもテングタケ属のきのこであり、次頁以降に示すようなアマニチン類という命にかかわる猛毒成分が含まれています。

タマゴテングタケは、ブナやミズナラなどの広葉樹林に生え、白色の柄と「つぼ」をもち、傘は条線のない艶やかなオリーブ色。とても危険なきのこです。ヨーロッパでは多くの地域に自生し、きのこ中毒の九〇％以上がこのきのこによるもので、恐れられています。

これらのきのこによる中毒は二段がまえです。まず食後六時間以上経て、コレラ様の激しい嘔吐や下痢、腹痛が起きますが、やがて小康状態となり、おさまったかに思えます。ところが、数日経過してから、第二段目として、肝臓や腎臓などが侵され、重篤な場合には昏睡《こんすい》状態におちいります。そして、この第二段目の毒性発揮により命を落とすことが多いのです。

ドクツルタケの英語名は「破壊する天使」または「殺しの天使」です。このきのこも毒性が強く危険です。ドクツルタケは全体が白色で大型のきのこです（口絵7）。その傘の直径は五〜一五センチで卵型から中央部が盛り上がった形をしています。柄の長さは一五〜二五センチもあり

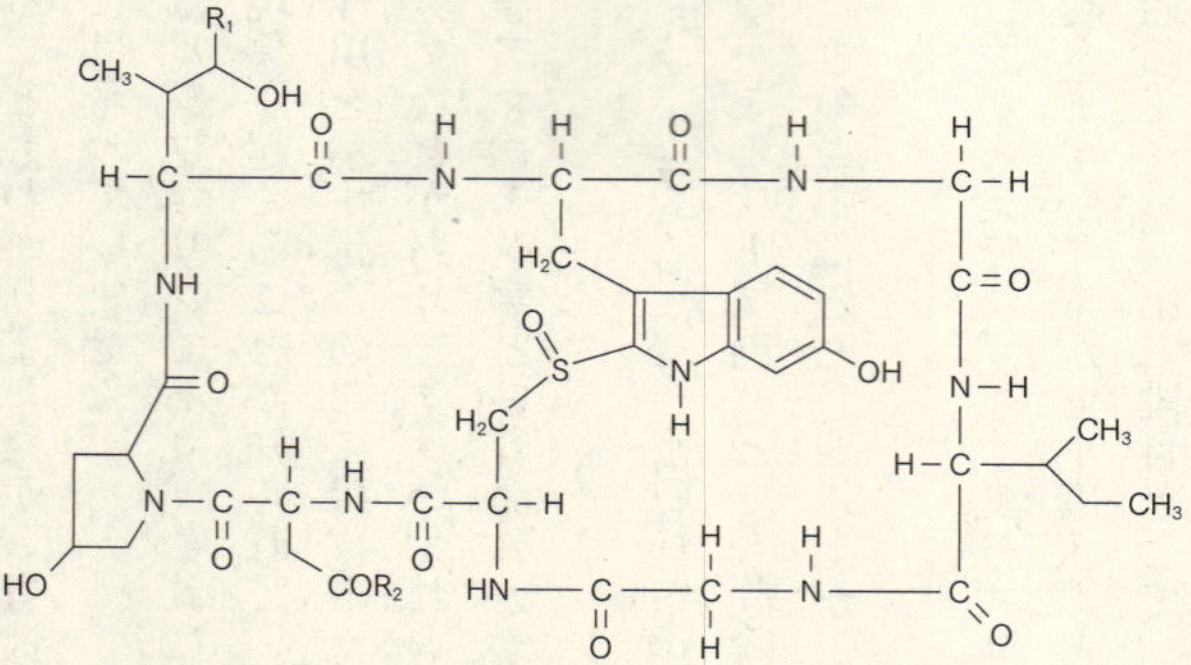

	R_1	R_2	LD_{50}(mg/kg)
α-アマニチン	CH_2OH	NH_2	0.3
β-アマニチン	CH_2OH	OH	0.5
γ-アマニチン	CH_3	NH_2	0.2
ε-アマニチン	CH_3	OH	0.3

アマニチン類の化学構造

ます。分布範囲が広く、里山から深山までどこにでも見られます。発生時期も梅雨時から秋遅くまでと長いため、きのこ採りで山を歩けば、必ずや一、二本は見かけるほどです。傘の表面はなめらかで、乾くと饅頭《まんじゅう》の皮のような光沢があります。タマゴテングタケと同様に根元に「つぼ」があり、柄にささくれがあるのが特徴です。

シロタマゴテングタケは、大きさは小型から中型であり、傘の直径四〜一〇センチで釣り鐘型から扁平《へんぺい》に開き、白色だが中央部が淡い黄色みを帯びることもあります。ひだも柄も白色。根元に「つぼ」があるのはドクツルタケと同様ですが、柄にささくれがなく表面はなめらかで細かい鱗片《りんぺん》におおわれています。針葉樹や広葉樹などいろいろな種類の樹の近くなどで見かけます。やはり猛毒で危険です。タマゴテングタケとその近縁きのこによる中毒は、非常に致死率が高いのでとくに注意が必要といえましょう。

この仲間の毒きのこの有毒成分はくわしく研究されており、アマニチン類と称するアミノ酸七個からなるペプチド（アルカロイドともいえる）などが知られています。

第三番目として、神経系症状型の毒きのこの毒性は、前述の表のように、1．ムスカリン様症状型、2．アトロピン様症状型、3．幻覚剤中毒型、4．肢端紅痛症型、および、5．アンタビュース様症状型の五つに大別できます。

このうち、1の例のひとつであるアセタケはムスカリンを含むために、その名の通り、中毒するとおびただしい量の発汗をします。2の例のテングタケからはイボテン酸とその分解物であるムシモールが単離されており、脳を興奮させる作用があります。イボテン酸にはハエを殺す作用と旨味《うまみ》があります。3の例としてはシビレタケがあげられます。このきのこには幻覚作用をもつサイロシビンやサイロシンが含まれます。

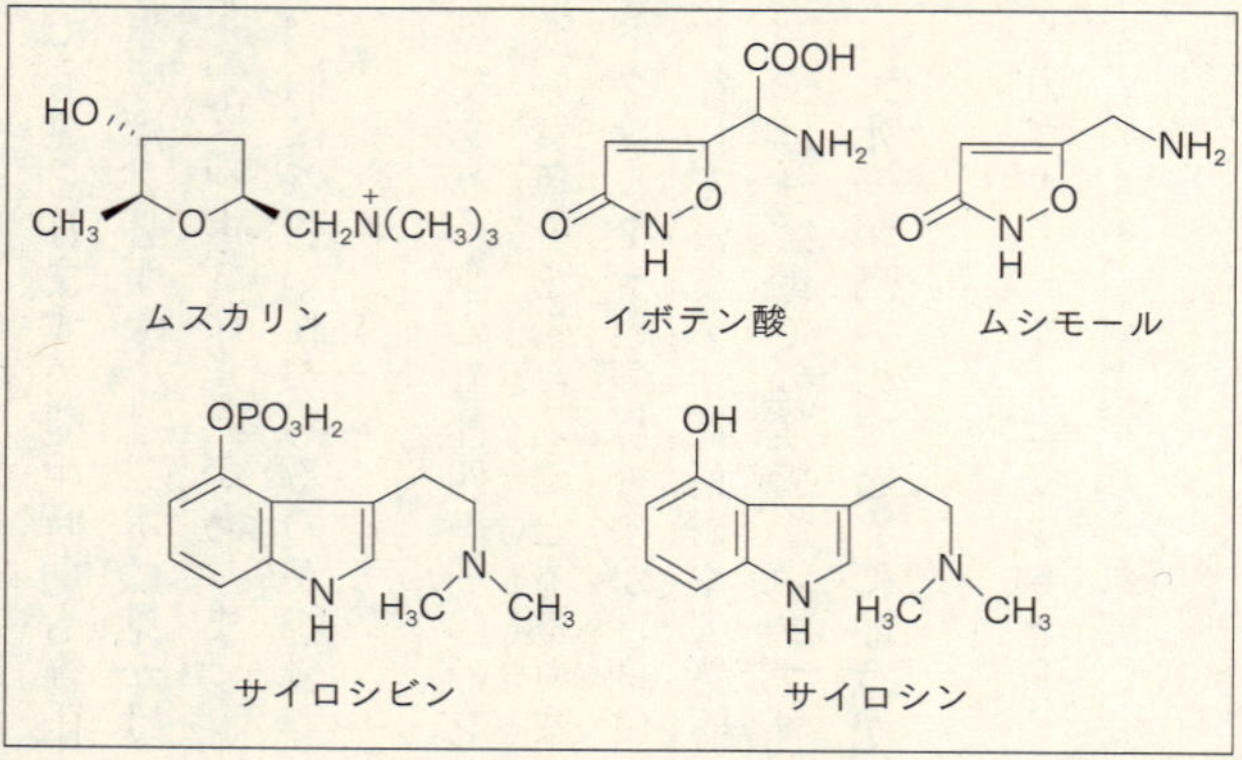

4の例のドクササコの毒作用は恐ろしいものです。食後しばらくの潜伏期間の後、手足の先、鼻、陰茎など身体の末端が赤く腫れ、焼け火ばしで突かれるような激痛が一カ月以上続くといわれます。ドクササコからは、いくつかのアルカロイドが単離されていますが、これらの化合物と毒性との関連はよくわかっていません。その理由は、この悲惨な毒性が動物実験ではうまく再現できないためです。

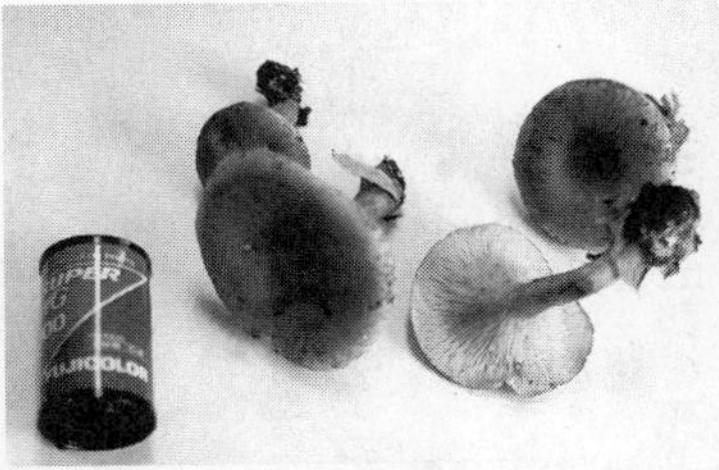
ドクササコ（キシメジ科）

さらに、5の例としてヒトヨタケがあります。ヒトヨタケは春や秋にかけて庭先や畑などに群生する毒きのこであり、色が白く、傘の大きさが五～七センチと一見かわいいのですが、一晩で黒っぽくなるので「一夜茸」という名前がつきました。このきのこの毒性には面白い性質があって、ヒトヨタケを食べただけでは中毒を起こしませんが、アルコールと一緒に

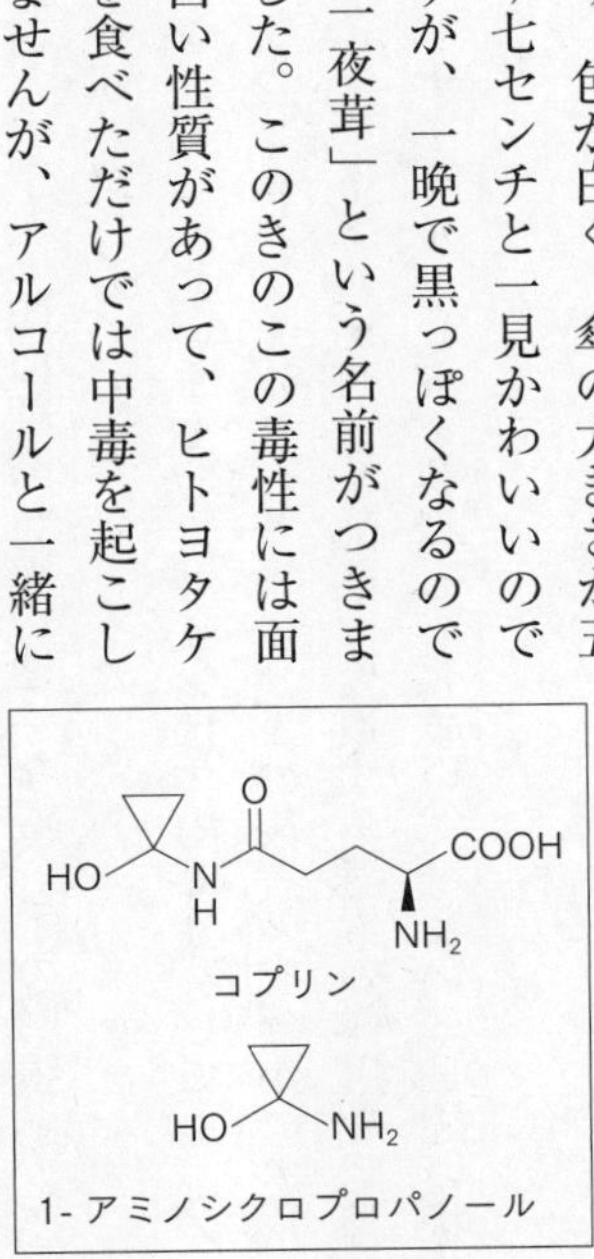

食べると、どんなに酒の強い人でも、顔面紅潮、脈が速くなる、手の膨張感、悪心、嘔吐などの酒の悪酔い症状が現れるのです。

その毒成分としてコプリンが知られています。コプリンは体内で分解してL－グルタミン酸と1－アミノシクロプロパノールとなります。この後者の成分が、アルコールの代謝によって生じるアセトアルデヒドを酢酸に変換する酵素の作用を阻害します。そのため、体内にアセトアルデヒドを蓄積してしまい、ひどい二日酔い状態を引き起こすのです。

坂東三津五郎の死とフグ毒

食中毒には病原微生物によるものもありますが、山菜と間違っての毒草の摂取、毒きのこの摂取などのほか、不適切なフグの調理による中毒もあります。フグの別名を「鉄砲」というのは、当たると死ぬからです。「河豚《フグ》は食いたし命は惜しし」とは、美味なフグは食いたいが、毒に当たって死ぬかもしれないと思うとためらいも出るというたとえ。さらには巷では「東の山菜・きのこ、西のフグ」などといわれ、東日本では山菜の誤食や毒きのこ中毒が、そして西日本にはフグ中毒が多いことが指摘されています。

フグによる中毒死で有名といえば、歌舞伎役者で人間国宝の八代目坂東《ばんどう》三津五郎《みつごろう》（本名は守田俊郎、一九〇六～一九七五）丈《じょう》の例でしょうか。三津五郎丈は読書家・博識であるとともに、美食家としても知られていました。一九七五年一月十五日の夜、京都のフグ料理店でトラフグの肝（四人前とも）を食した丈は、未明の午前三時頃に苦しみはじめ、救急車で病院に搬送されましたが、二時間足らず後の午前四時四十分に亡くなります。「もう一皿」「もう一皿」と注文する三津五郎に、しぶしぶ料理を提供した板前には、業務上過失致死罪および京都府条例違反により、執行猶予付の禁固刑（禁固四月、執行猶予二年）の有罪判決が出ました。京都府の「フグの取扱いに関する条例」では、フグの肝（肝臓）を料理として客に食べさせることは禁止されていたのです。

フグ毒の研究をし、この毒にテトロドトキシンと命名したのは日本で最初に薬学博士号を得た田原良純《たわらよしずみ》（一八五五

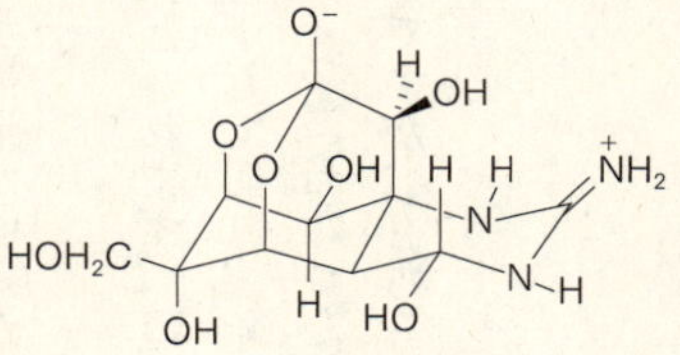

テトロドトキシン

～一九三五）でした。そして、その後、テトロドトキシンの化学構造が明らかとなったのは一九六四年のことでした。

なお、フグ毒で中毒した場合の救命に重要なのは呼吸の確保とされます。現在では人工呼吸器による呼吸管理によって、致命率は六％程度に低下しており、年間のフグ中毒による死亡者は数人にとどまっているといいます。フグに当たったときは、かつては「首まで土に埋めればよい」などといわれたものですが、もちろん迷信で何の根拠もありません。

灰汁抜きとワラビ、フキノトウ

ワラビには動物実験で一〇〇％発がんするといわれるプタキロサイドという化合物が含まれています。プタキロサイドはいわゆる「ジワジワ毒」で、その毒性はなかなかわかりにくいものといえます。講演会などで、この発がん物質の話をするととても怖がられます。でも、ワラビを重曹を入れた沸騰水につけるという灰汁《あく》抜きをしてやれば、件《くだん》のプタキロサイドは分解するか、また分解しなかったとしても大部分は捨て汁のほうにいくと考えられます。

一方、フキノトウ（口絵8）にはピロリジジン系アルカロイドが含まれます。このアルカロイドには肝毒性がありますが、やはり灰汁抜きをすることによってかなりの部分が除かれます。要するに、昔から伝わっている方法で調理し、季節の味を少々楽しむくらいであれば、それもよろしいのではないかということです。

また、一時期、健康野菜として食されたコンフリーにもピロリジジン系アルカロイドが含まれています。その別名をヒレハリソウとも呼ばれるコンフリーは灰汁抜きされることなく、青汁や天ぷらにして食べられていました。しかし、肝臓障害などが明らかとなり、今日では厚生労働省により食べないようにと注意喚起もされている植物です。

一方、海外の話題ですが、カリブ海に浮かぶジャマイカのある地域で、肝機能障害を起こしている住民が異常に多いことがわかりました。調査してみると、この地域では、近くに生えている植物を採取してお茶として飲む習慣があり、「やぶ茶」と呼んでたしなんでいたというのです。その植物を調べたところ、ノボロギクの仲間（*Senecio* sp.）が混入していることがわかりました。ノボロギクの仲間はピロリジジン系アルカロイドを含むのです。ピロリジジン系アルカロイドは他の科の植物や海洋生物などからも見つかっていますが、とりわけセネシオ属の植物に多く含まれることから別名セネシオアルカロイドとも呼ばれています。

ギンナン(銀杏)の毒性

大量のギンナン(口絵9)を食べてけいれんを起こしてしまったという事故は結構多く、とくに幼児には気を付けなければいけません。四十一歳の女性が、ギンナン六〇個を食べて、四時間後から吐き気、嘔吐、下痢、めまい、両上肢の振戦《しんせん》、悪寒が現れ、救急搬送された例があります。

この女性は「ギンナン中毒」と診断され、リン酸ピリドキサール(ビタミンB_6)400mg(8mg/kg)の経口投与で症状が改善したといいます(宮崎大他、『日本救急医学会雑誌』、二〇一〇年、二一巻、九五六頁)。私たちの脳内において、GABA(ギャバ)といわれるγ-アミノ酪酸は伝達物質のひとつであり、GABAは脳内で、グルタミン酸からグルタミン酸脱炭酸酵素という酵素の働きでカルボキシル基が一個とれて生成します。

この酵素にはビタミンB_6が補酵素として必要ですが、ギンナンにはこの補酵素にそっくりの化学構造を有するアルカロイド（ギンコトキシン）が含まれ、このアルカロイドが補酵素のかわりに入り込み、ビタミンB_6の作用のじゃまをするのです。つまり、この酵素の活性がじゃまをされるため、GABAがつくれなくなるのです。ギンコトキシンの正体は4′-*O*-メチルピリドキシンです（K.Wada *et al.*, 1988)。

　脳内においてGABAは抑制性のシナプス伝達をするものとして知られています。すなわち、シナプスでGABAが相手の受容体と結合すると、塩素イオンの流入を促し、細胞内を鎮静状態に保ちます。ところが、ギンナンに含まれるギンコトキシンによってグルタミン酸脱炭酸酵素の働きが抑制されてしまう

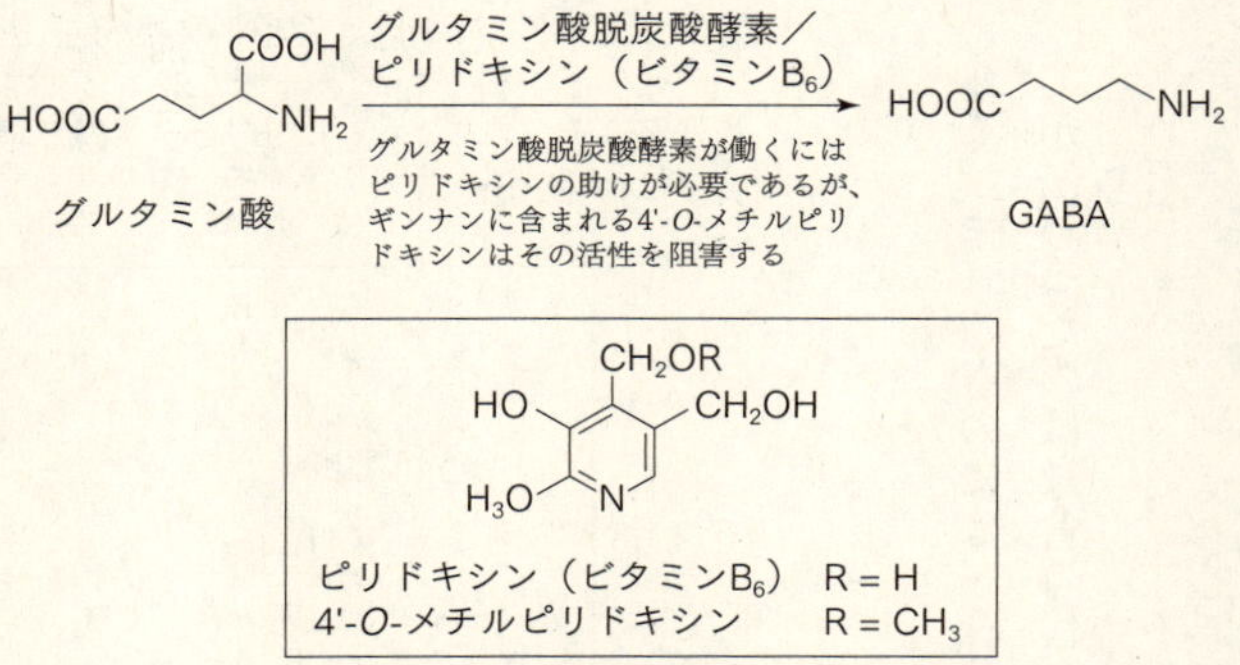

ギンナンを大量に食べて中毒を起こす機構

と、ＧＡＢＡの量が減少して、鎮静の反対、すなわち興奮作用となり、けいれんが起きるのです。対応策としては、抗けいれん薬のジアゼパムの投与やビタミンB_6の補給（注射薬などとしてリン酸ピリドキサール）の投与が効果的です。

昔から「ギンナンは年齢の数以上は食べてはいけない」といわれてきました。昔からの言い伝えの中には、科学的に説明できるものもあったというわけです。なお、イチョウは裸子植物ですからギンナンは種子そのものということになります。

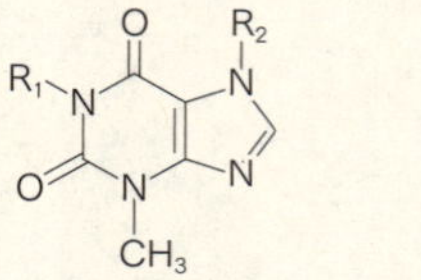

カフェイン	$R_1 = R_2 = CH_3$
テオブロミン	$R_1 = H, R_2 = CH_3$
テオフィリン	$R_1 = CH_3, R_2 = H$

喫茶とカフェイン類の毒性

お茶を飲む風習は世界中にあります。その中でも多く飲まれるものには、紅茶や緑茶、コーヒー、ココアなどがあります。わが国へ茶が伝わったのは鎌倉時代の初めのことでした。

紅茶、緑茶、ウーロン茶の原料植物は同じですが、コーヒーやココアの原料植物はこれらの茶とは全く異なります。しかしながら、これらのいずれにもカフェイン類のアルカロイドであるカフェインやテオフィリン、テオブロミンを含むことは大変に興味深いと思います。これらのアルカロイドのうち、カフェインの毒性は動物によって異なるものの、マウスに対してはLD_{50}が経口投与で一八五mg／kg程度ですから、結構強いといえます。

カフェインの大量摂取（七〜一〇グラム）は人にとっても致命的となることがあります。比較的手に入りやすいためか、米国ではカフェインが自殺に使われることもあるといいます。一方、緑茶にはカテキンなどのポリフェノールが入っていて体によいとされます。

ヒトにとって、ココア（ホットチョコレート）に含まれるテオブロミンが問題になることはまずありませんが、イヌはこのアルカロイドを代謝するスピードが遅く、たとえば小型犬では、五〇グラム程度のチョコレートを食べると、消化不良や脱水症状、過度の興奮などの中毒症状を示すことがあります。最悪のケースでは、てんかん様の発作を起こして死んでしまうことがあるといいます。よって、いくらかわいいからといっても、犬にチョコレートを与えるのは間違いです。

一方、カフェインとともに茶やコーヒーにも少量含まれているテオフィリンは、気管支喘息の薬として使われることがあります。しかし、それが有効となる血中濃度の範囲はせまいのです。テオフィリンの服用によって、吐き気や嘔吐、頭痛、動《どう》悸《き》、けいれんなどの副作用が起きることがあるので服用時には、その血中濃度のモニターをきちんとするなどの注意が必要です。テオフィリン服用によるけいれんは乳幼児（五歳以下）に多く報告されているといいます。乳幼児のけいれんは重大な後遺症につながったり、場合によっては死に至ることもあるので、充分に注意する必要があります。

二～四本分のタバコの誤食で命が危ない

幼児が口に入れてたいへん危険なもののひとつにタバコがあります。タバコに含まれるニコチンはかなり毒性の高い化合物で、中枢神経と末梢神経を興奮させ、ついで麻痺させます。ニコチンは人に対して、一～四㎎／kgで中毒症状、強く激しいけいれんを起こし、最悪の場合には、呼吸停止と心臓麻痺により死亡することもあります。紙巻きタバコ一本には約一六～二四ミリグラムのニコチンが含まれるといいますから、小児ではタバコ一本、成人でも二～四本分のニコチンで命にかかわる可能性があるというわけです。一方、ニコチンには殺虫作用もあるので、アブラムシ退治に応用されることもあります。

初めは毒のイメージだったものが薬や食品に使われるようになったものは結構あります。これに対して、タバコは当初は薬のイメージだったのに、だんだん毒とみなされるようになってきた珍しい例です。近年のわが国における喫煙者率のピークは一九六六年で、この年には男性の八三・七%、女性の一八・〇%が喫煙していたといいます。これに対して、二〇一八年の喫煙者率は男性二七・八%、女性八・七%と大幅に減少しました（JT全国たばこ喫煙者率調査による）。

日本にタバコが伝わった年代については、江戸中期の寺島良《てらしまりょう》安《あん》（生没年不詳）がまとめた『和漢三才図会《わかんさんさいずえ》』（一七一二年頃成立）によれば、天正年間（一五七三―一五九二）とされています。おそらく、ポルトガルかスペインの貿易船によってもたらされたものでしょう。あるいはフィリピンを占領していたスペインがこ

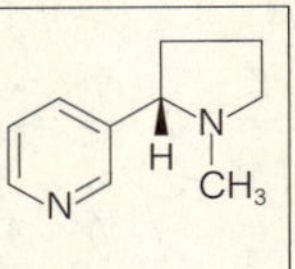

ニコチン

こでタバコを栽培し、万能霊薬などとして日本に売りつけたとも考えられます。

現代では、公共の施設や交通機関など、禁煙のところが多くなっていますが、禁煙令は早くも江戸時代初めの一六〇七年と一六〇八年の再度にわたって発せられています。一六〇九年には江戸城内でタバコを吸うことを禁じられていますが、このようなたび重なる禁煙令は、それが有効に働かなかったことを如実《にょじつ》に示す証拠でしょう。この時期の禁煙令の最大の理由は火災の恐れからのようです（大熊規矩男『日本のタバコ』）。

なお、ファイザーがわが国で禁煙補助薬として二〇〇八年五月に販売を開始し、「お医者さんと禁煙しよう。」というキャッチフレーズで大々的にテレビで宣伝された「チャンピックス」には、その後、重大な副作用があることがわかりました。二〇〇八年一～三月期におけるＦＤＡ（米国食品医薬品局）発表の重篤副作用事例でワースト１となったともいいます。

新聞報道によれば、「厚生労働省は、チャンピックスの服用後に意識障害を起こした例が約三年間で六件発生し、うち三件は自動車を運転中と発表した。チャンピックスは二〇一一年八月現在、わが国で年間約四一万四〇〇〇人が服用しており、六件の意識障害は四〇代〜七〇代の男女六人で起こり、うち運転中だった三件は側溝に車が突っ込むなどの事故につながった」といいます（読売新聞二〇一一年八月三十日）。

続けるにせよ、やめるにせよ、タバコとのつき合いはなかなか大変なようです。

人間の味覚と毒

人の味覚には、「甘味・塩辛味（鹹味《かんみ》）・苦味・酸味・旨味《うま》」の五つがあり、これらを五味といいます。なお、「辛《から》い」というのは味覚ではなく痛覚で、五味に入れません。五味のうち「旨味」は日本人により発見され、確立された味で、英語でも“umami”と表記します。いわゆる「味の素」のグルタミン酸モノナトリウムの味は「旨味」の典型的な例です。

味は、私たちの本能に何かを伝えるサインではないかと思われます。たとえば、甘味はグルコースに代表される「エネルギーの源」というサイン、旨味はアミノ酸に代表される「体をつくる成分」というサイン、さらに、塩辛い味は食塩に代表される「ミネラル」のサイン、一方、酸っぱい味は「未熟な果実や腐敗」をイメージさせるサインでしょう。

それでは、残る「苦味」は何のサインでしょうか。私は、アルカロイドには苦いものが多いこともあり、苦味は毒のサインだと思うのです。そのため、人はもともと未熟な果実や腐敗を示す酸っぱいものとともに苦いものも本能的に避けてきたのではないでしょうか。ちなみに、子どもは、一般に酢の物のような酸っぱいものやコーヒーやタバコ、ビールのような、苦いものを好みません。酸っぱいものや苦いものへの嗜好は、あとになってから学習することで、生まれてくるものなのでしょう。

薬と食べ物——よくないとり合わせ

グレープフルーツに含まれるフラノクマリン類の成分が、ある種の薬物の代謝を阻害するため、薬の作用が強くあるいは長く出たりすることがわかってきました。よって、このよ

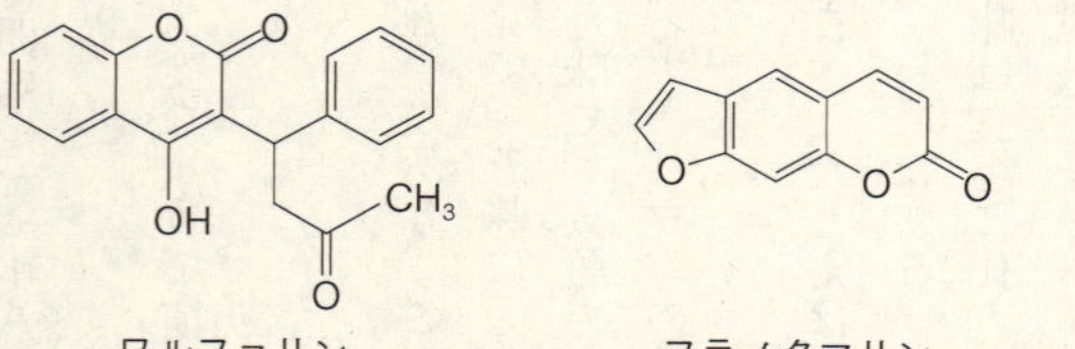

ワルファリン　　フラノクマリン

うな果物を食べて薬を服用すると薬の作用に影響が出ることが予想されます。納豆と抗血液凝固剤（血液が固まるのを防ぐ薬）であるワルファリンの相性もよくありません。ワルファリンは、血液が固まるときに必要なビタミンKのはたらきを抑えて、血液の固まりができないようにする薬です。一方、納豆には大量のビタミンKが含まれ、さらに納豆を食べると納豆菌が腸内でビタミンKを大量につくり出します。そのため、ワルファリンの効果が現れなくなります。同じ理由で、ビタミンKを大量に含む青汁やクロレラ、そして、ビタミンKを含むビタミン剤も相性がよくありません。

いずれにせよ、これらの件については薬剤師の服薬指導によくしたがってください。

漢方薬は安全とは限らない

最初に、漢方薬と民間薬の違いをはっきりさせておきましょう。漢方の「漢」は中国、「方」は治療法をさしていますから、漢方は「中国伝来の医学」という意味であり、もともとは中国から伝わった医学をベースに日本人の体質や風土に合わせて独自に発展した医学です。そして、漢方には、中国の医学書である『傷寒論《しょうかんろん》』や『金匱要略《きんきようりゃく》』のような原典があり、漢方の理論と臨床的知見に基づき、その上で使われるのが漢方薬です。漢方薬の原料には「生薬」といって植物の茎や根、貝殻や鉱物などの天然の素材を使いますが、その製法や使う用量、処方などが定まっています。また、漢方薬は、一般にひとつの生薬ではなく、複数の生薬を一定の分量比で組み合わせることで、ひとつの処方が成立するのです。そして患者の体質や症状（これを証《しょう》といいます）によって処方される漢方薬が決められます。よく勘違いされるのですが、決して患者の病気（高血圧症や糖尿病など）に対応して処方されるものではありません。

一方、民間薬は「ある薬が何に良かったか」というわが国民間の伝承や経験に基づいて使われてきたものです。そのため、ドクダミやクコ、ゲンノショウコといっ

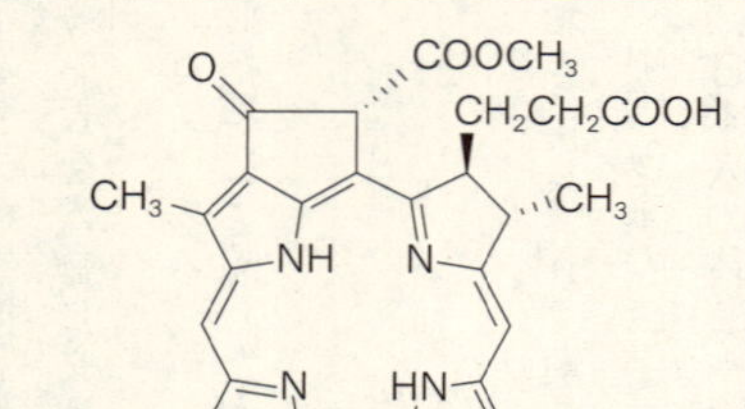

フェオフォルバイドa

た「生薬」を使うところは漢方薬に似ていますが、単味（ひとつだけ）で使うことがほとんどといえます。漢方薬は正式には漢方医の診断により決定された「証《しょう》」に基づいて服薬することになりますが、民間薬については「証」を決めるというような過程はありません。民間薬の方は、お通じをよくするには○○、虫さされには○○というように、ある症状に対して、その症状を消すあるいは緩和する目的がはっきりしているのが特徴といえましょう。

さて、よく自然のものは安全とか、生薬を材料とする漢方薬や民間薬は安全だという話を聞きますが、それは本当でしょうか。

たとえば、「八味地黄丸《はちみじおうがん》」という漢方薬には、毒草として有名なトリカブトの塊根（主に附子《ぶし》として）が含まれています。もちろん減毒という処理はしていますし、量を厳密に加減していますが……。また、さほど危険な生薬は含まれないと思われていた「小柴胡湯《しょうさいことう》」によって肝障害、間質性肺炎を引き起こし、死亡した事例もあります。

一方、民間薬としての使用による健康被害もあります。ドクダミ茶を飲んでいて顔の皮膚が荒れてしまった、という話を聞いたことがあります。その人は皮膚がきれいになると思ってドクダミ茶を飲んでいたのですが、だんだんと皮膚が荒れてきたので、量を増やして飲んだところ、皮膚の状態をさらに悪化させたそうです。ドクダミの葉にはフェオフォルバイドaという成分が入っており、この化合物が体内にあるときに日光に当たると光化学反応を起こし、皮膚を荒らすことがあります。

天然素材である生薬を使う漢方薬・民間薬でも危険がないというのは、「神話」であると心得るべきです。

第5章

毒による事故

これまでに述べてきたことで理解していただけると思いますが、私たちの身近には毒となるものは結構多くあり、私たちはこれらの毒と上手に距離を保ちながら過ごしています。前章では毒が食べ物として口に入る可能性についてふれましたが、この章では本来大丈夫と思っていた食品が毒化して起こった事故や、誤食、自然界にひそむ毒による事故などについて述べたいと思います。

からしれんこん事件

一九八四年六月、熊本県の会社が製造した真空パックされた辛子蓮根《からしれんこん》に起因するボツリヌス中毒が発生しました。中毒の疑いの人も患者に含めると、患者三六名、死者一一名となったのです。すでに述べたようにボツリヌス毒素は現在、人類により知られている毒の中でも最強のものに属します。

ボツリヌスとはラテン語で「腸詰め（ソーセージ）」のことで、十九世紀のヨーロッパでソーセージやハムを食べた人の間に起こる食中毒であったためにこの名前がつきました。ボツリヌス菌は嫌気性の菌、すなわち、その増殖にあたっては酸素の存在を嫌う性質をもっています。ソーセージやハムには発色剤として硝酸塩や亜硝酸塩が添加されますが、この添加は、発色作用とともにボツリヌス菌の繁殖を抑える目的でも使われています。

熊本県衛生公害研究所などの調査により、この事件は何らかの特殊な事情により、製造に使われたからし粉にボツリヌス菌の微量汚染が起こったことが原因であり、このからし粉を使用して「真空パック」の状態にしたからしれんこんがこの菌の発育に好適であったものと思われます。その結果、流通過程で有毒化が進んだと考えられます。この中毒事件後は、からしれんこんは真空包装を行なわず、消費期限を短くした商品になっているようです。

ハチ類とアナフィラキシーショック

オオスズメバチはわが国最大のハチです。攻撃性が非常に強く、毒液は痛みやかゆみを起こすセロトニンやヒスタミン、赤血球を壊すペプチド、神経を麻痺させる神経毒などからなります。毒に対する過剰なアレルギー反応によるショック症状（アナフィラキシーショック）は最も警戒しなければなりません。吐き気やむくみ、血圧降下、呼吸困難、意識消失などが見られる場合には、命にかかわる事態も考えられることから、速やかに医療機関に急行する必要があります。

ハチに刺されると、体内にＩｇＥという抗体ができます。そしてこの抗体をもつようになった人が同種のハチにまた刺されると、左に示したように、このＩｇＥがハチ毒（抗原）と結びつき、「ＩｇＥ－ハチ毒」となります。そして、このものが、肥満細胞や好塩基球と結合することによって、大量のヒスタミンが体内に放出され、その結果、血圧低下、じんま疹、ショック、悪心、嘔吐などが引き起こされ、最悪の場合、アナフィラキシーショックで死に至ることがあります。

IgE ＋ ハチ毒 → IgE－ハチ毒

わが国では毎年、二〇人前後の人がハチに刺されて死亡しています。なかでも、オオスズメバチは大型で、毒の量も多く毒性も強いのです。ハチ類の毒のう・毒針は尻部にあり、産卵管が変化したものです。したがって、刺すのはメスだけです。

近年、都市周辺部で激増しているのがキイロスズメバチです。木の枝や崖、軒下、地中など、いろいろな場所に巣をつくります。キイロスズメバチの巣は長円形で、日本産スズメバチ類中最大、大きいものは直径一メートルにもなります。スズメバチ類による被害としては、キイロスズメバチによるものが最も多く、要注意です。

一方、アメリカでは、アフリカミツバチが分布を広げつつあり、恐れられていいます。アフリカミツバチは「キラービー（死のハチ）」とも呼ばれ、獰猛《どうもう》な性質をもち、集団で家畜や人を襲うこともあります。このハチはもともとアフリカ原産ですが、ブラジルにおける養蜂に応用しようとして一九五三年にサンパウロで導入され、放たれました。その後、野生化したキラービーは、一九七一年にはアマゾンの熱帯雨林を越え、その後、中央アメリカを越え、その後一九九〇年十月にはメキシコ国境も越えました。二〇〇二年時点ではテキサスやアリゾナ州などまで到達していいます。しかしながら、最近では、セイヨウミツバチとの交雑が進み、その攻撃性が弱まりつつあるともいわれています。

毒ヘビ

奄美《あまみ》大島や沖縄に日本最大の毒ヘビ、クサリヘビ科のハブが生息しています。現地ではハブに咬まれることを「ハブに打たれる」というそうです。それほど攻撃は一瞬で、一般に体長の三分の二の距離以内に入ると攻撃されます。このことは長さ一・五メートルのハブであれば、一メートルほどの距離を飛ぶように攻撃するということで、口を開くと同時に毒牙が立ち上がる構造になっています。命を落とす人は多くはないといいますが、毎年、咬まれる人がかなりの数います。

一方、琉球列島を除く日本全土にはクサリヘビ科のマムシがいます。マムシの毒の主成分は出血毒です。実験によれば、その毒はハブの毒より強いといいますが、その平均注入量が少ないために致命率は低いとされます。しかし、もし咬まれたら、応急処置の後、抗毒素血清治療を受ける必要があります。

さらにハブやマムシは筋肉毒も持っていて、咬まれた部分から壊死していきます。この点で、コブラ科のコブラや、やはりコブラ科に属するエラブウミヘビのもっているような神経毒とは異なる性質があります。

なお、やはり日本に生息するナミヘビ科のヤマカガシはこれまで毒をもたないと思われていましたが、毒牙が奥にあるためにわからなかっただけで、実は出血性の結構強力な毒成分をもつことがわかりました。咬まれた場合、死に至ることもあるといます。抗毒素血清が効果的なので医療機関に急いでください。

チョウセンアサガオによる中毒

一九七二年、群馬県沼田市で、チョウセンアサガオ（口絵10〜11）の根をゴボウと間違え、きんぴらごぼうのように調理した結果、計八人が中毒するという事件が起きました。

ある家庭の主婦がろれつが回らなくなり、うわごとを言い、血圧が高くなって歩けなくなりました。そこに呼ばれた開業医は脳出血と診断しました。

その主婦を病院に入院させた後、家に集まってきた親戚の人たちが、主婦が調理した残りのきんぴらごぼうのようなものをみんなで食べたら、十〜三十分くらいのうちに次々に中毒症状が出て病院に搬送されました。

結局、脳出血というのは誤診で、主婦も親戚の人たちもチ

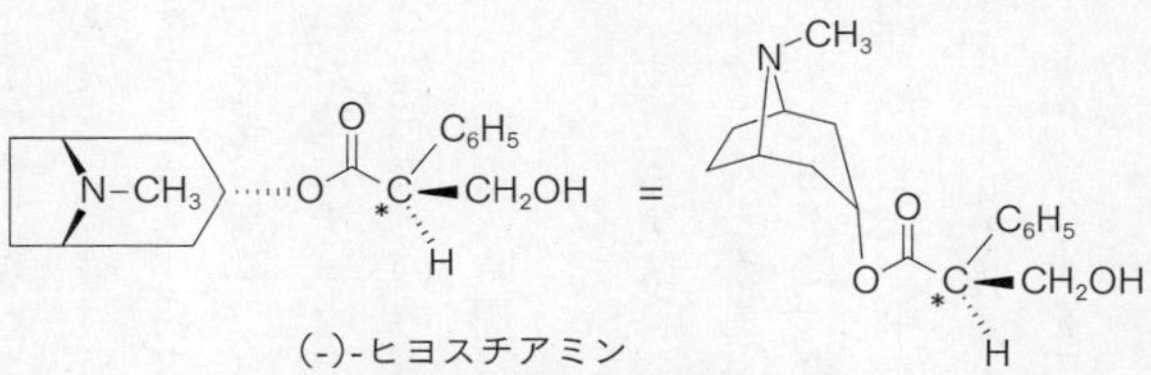

(-)-ヒヨスチアミン
アトロピン（*dl*-ヒヨスチアミン）

ヨウセンアサガオの根に含まれるアトロピン系アルカロイドによる中毒になったのです。このときの中毒者はだいたい一昼夜で徐々に回復に向かったといいますが、アトロピン系アルカロイドの中毒者は記憶障害が特徴であり、このときも中毒者は中毒したことを覚えていなかったといいます（田所作太郎『麻薬と覚せい剤』）。

また、一九七七年には岩手の高校生一三人が河原で調理していた鍋にチョウセンアサガオの種子を入れて食べた結果、興奮、せん妄、けいれん、健忘などの中毒症状を起こして入院、という事件が起きました。幸い高校生たちは、四十八時間後には全員退院したといいます。

アトロピン系アルカロイドが含まれる植物としてはほかに、いずれもナス科で、ヒヨス、ハシリドコロ、ベラドンナ、マンドラゴラ（マンドレーク）などがあります。日本ではチョウセンアサガオの中毒事件が多いのですが、一九八四年には東京の主婦がハシリドコロの芽をフキノトウと間違えて採取して調理し、七人が中毒する事件が発生しています。アトロピン系アルカロイドは、鎮痙剤《ちんけいざい》（けいれんをしずめる薬）などとして医療の現場でも使われています。もちろん、薬用量以上を口にすれば中枢神経系に作用して中毒します。

ベラドンナはヨーロッパに自生しますが、この植物の抽出エキスを薄めたものを点眼すると瞳孔が開き、眼が魅力的に見えるといって、美眼薬として女性に人気がありました。しかし先にも述べたように、この美眼法は失明の可能性さえあって危険なので、決して試みてはいけません。

また、ヨーロッパに自生するマンドラゴラ属植物のマンドラゴラ（１０１頁）は、魔女伝説以前の時代にジャンヌ・ダルクの裁判で、彼女の活躍との関係を取り沙汰されたり、その後の魔女伝説と結びつけられて語られたりしました。実は、ここに取り上げた中毒にかかったいずれの人たちも、中毒していたときのことは一切覚えていません。これがアトロピン系アルカロイド中毒の共通の特徴のひとつのようです。中世の魔女伝説もこうした特徴ゆえに、マンドラゴラとの関係を云々《うんぬん》されたのでしょうか。

オモト、スズラン、フクジュソウ、ジギタリス

いずれも観賞用の植物としておなじみのものですが、これらの植物にはいずれにも心臓毒が含まれます。実際にオモト（口絵12）の根を煎じて服用した老夫婦が中毒死してしまった事例があります。スズラン（口絵13）にも心臓毒のコンバラトキシンが含まれており、スズランをたくさんさしていたコップの水を飲んで子どもが亡くなった事例があります。スズランの葉は食用となるギョウジャニンニクの葉に似ており、この点でも、間違って料理に使わないよう注意が必要です。

ジギタリス（口絵14）の葉は前に述べたコンフリーの葉ととてもよく似ています。コンフリーには有毒なピロリジジン系アルカロイドが含まれてはいますが、すぐに命にかかわるような毒ではありません。それに対して、間違えてジギトキシンなどの心臓毒を含むジギタリスの葉を食べてしまったら即、命にかかわるので、十分な注意が必要です。実際にさわってみるとはっきりとわかりま

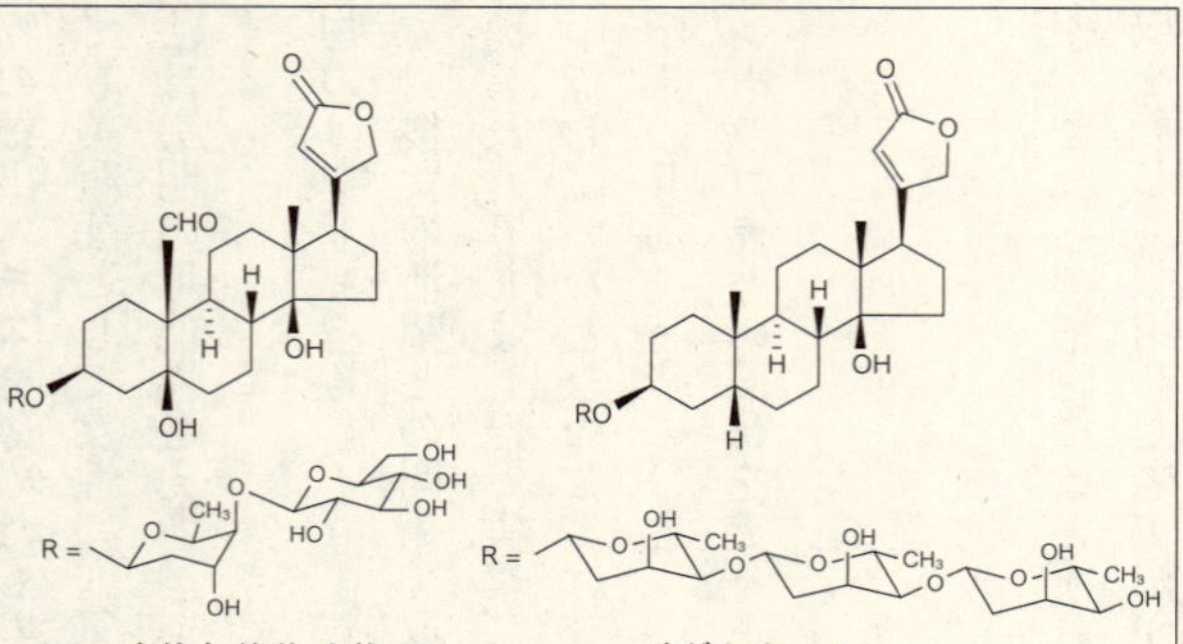

オリトリサイド　　ジギトキシン

すが、ジギタリスの葉のほうはしなしなとしており、ベルベットのようです。一方、コンフリーの葉はがさがさです。いずれにせよ、「君子危うきに近寄らず」であり双方とも口にしないことです。さらに、観賞用によく栽培されるフクジュソウ（口絵15）にもやはり心臓毒が含まれていますから注意が必要です。

なお、観賞用ではなく食用ですが、エジプトからモロヘイヤという野菜が導入されています。食用とする茎や葉の部分には問題ないと思いますが、モロヘイヤの種子には大量のオリトリサイドという強心成分が含まれています。ジギタリス毒と類似の基本骨格をもつ心臓毒です。一九九六年十月に長崎県の農家で、実のついたモロヘイヤを食べた牛が死亡するという事件が起きました。

かぶれる毒

とくに命にかかわるというほどのことではありませんが、かぶれて痛がゆかったりさせられる不快な毒作用をもつ植物もあります。このような植物の代表には、ウルシやツタウルシ、イチョウの種子であるギンナンなどがあります。山歩きの際には、とくにツタウルシには要注意です。さらに、あまり知られていませんが、マンゴー（口絵16）やカシューもウルシ科の植物で、かぶれる人もいるといいます。これらは事故というほどではないかもしれませんが、場合によっては結構長い時間、いやな思いをした人もいらっしゃると思いますので注意しておきます。

スイセンによる中毒

二〇〇八年五月、青森県にてスイセン（口絵17）の葉がニラと間違えられて販売され、購入して食べた人に、嘔吐や下痢などの症状が現れた中毒事件が起きました。青森県では以前にも同様の事件が複数回報道されており、ニラの葉とスイセンの葉の取り違えには注意が必要です。

また、以前、新聞のエッセイ欄でシャンソン歌手の石井好子《よしこ》さん（一九二二～二〇一〇）がスイセンの球根をタマネギと間違って調理し、食べた家族が中毒してしまったと書かれた文章を拝見したことがあります。

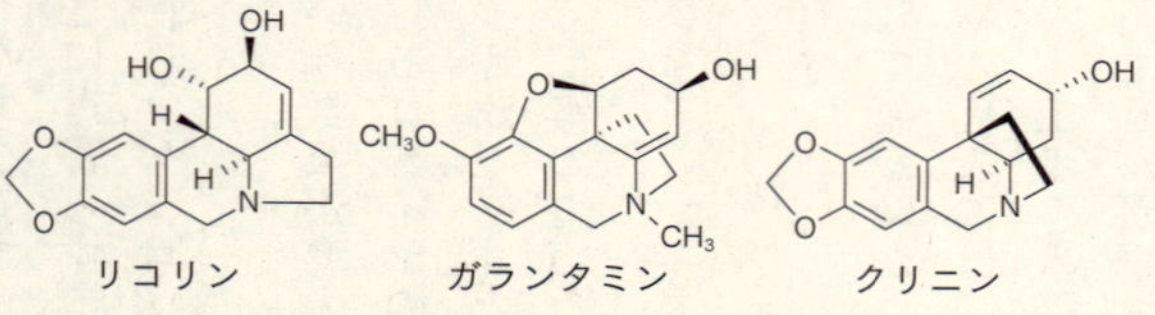

ヒガンバナ科アルカロイドの例

スイセンはユリ科の植物と思われるかもしれませんが、実際にはヒガンバナやハマユウ、アマリリス、ゼフィランサスなどと同じくヒガンバナ科の植物です。ユリ科の植物とヒガンバナ科の植物を明確に区別するのは子房の位置で、ユリ科の植物の子房が花びらの中にあるのに対し、ヒガンバナ科の植物では花びらの根元の外にあります。

いずれにせよ、スイセンが有毒植物というのは意外に思われるかもしれません。しかし、スイセンの全草にはヒガンバナ同様、リコリンをはじめとするヒガンバナ科アルカロイドが含まれており、葉や球根などを口にすると中毒して嘔吐したり下痢になります。

とはいえ、スイセンは広く愛されている植物のひとつで、原種にもきわめてたくさんの種類があります。そのため、これらの交配による園芸種も多く、大型から小型のものまであり、花についても、ラッパ咲き、大盃《たいはい》咲き、房咲きなどの咲き方の違い、花びらの色の違いなど様々に楽しめます。まだ雪の残っているうちから花芽を伸ばす姿は実にかわいいもので、春の到来の喜びを真っ先に感じさせることも人々に愛される理由でしょう。東京にある星薬科大学の講堂ステンドグラスにはスイセンの図柄もあり、とても美しいものです。スイセンを有毒植物といって私たちの周りから遠ざけるなど、とてもできません。

スイセン以外に、有毒なアルカロイドをもつ植物で間違ってよく食べられるものに、山菜のシドケ（モミジガサ）に間違われるトリカブトや、やはり山菜のウルイ（ギボウシ）と間違われるバイケイソウ（コバイケイソウも同じく間違われる）があります。トリカブトに含まれる有毒主成分はアルカロイドのアコニチンであり、バイケイソウに含まれる有毒成分もアルカロイド類です。

アジサイ有毒成分

二〇〇八年六月、茨城県つくば市と大阪市において、季節感を出すために料理の盛り付けに使用されたアジサイ（アジサイ科、口絵18）の葉を食べた人が、嘔吐などの中毒症状を起こし

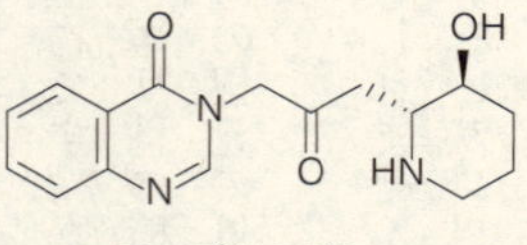

フェブリフジン

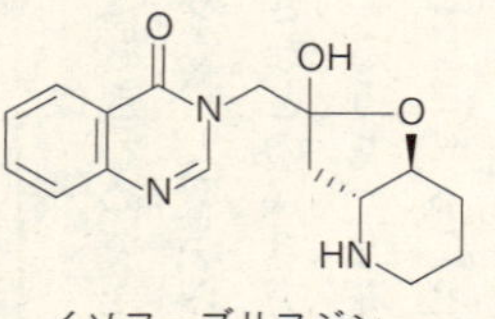

イソフェブリフジン

ました。テレビなどでは、その原因物質が青酸化合物ではないかと報道していましたが、その後、うやむやになっているようです。

アジサイの葉には同属のジョウザンアジサイと同様にフェブリフジンやイソフェブリフジンというアルカロイドが含まれています。これらの化合物には抗マラリア原虫活性があることが知られていますが、嘔吐などの副作用もあり、中毒の原因は可能性として、このアルカロイドの存在によるものではないかと思われます。とすれば、抗マラリア原虫活性の主成分としてのこれらのアルカロイドの人に対する毒性が再認識されたことになります。なお、ジョウザンアジサイは生薬の「常山《じょうざん》」の基原植物のひとつでもあります。

アジサイは日本原産で古くから栽培され親しまれてきましたが、とくに、海外にわたって改良され、その学名にちなんだハイドランジアあるいは西洋アジサイとして逆輸入されています。色彩も形も豊富になり、見る目を楽しませることから、さらに多くの人に親しまれ広く栽培されるようになりました。梅雨はうっとうしいですが、ちょうどその時期に見頃となり、雨が降るといっそうきれいに映るアジサイは、見る人に爽快感さえ感じさせる効果があるようです。

アジサイにつけられた学名の中にはシーボルトがつけたハイドランジア・オタクサ（*Hydrangea otaksa*）というのがあります。オタクサはシーボルトが愛した「お滝さん」にちなんでつけた名前といわれます。

なお、先に述べた生薬「常山」の他の基原植物のひとつにミカン科のコクサギという植物もあって、一般には「小臭木《こくさぎ》」という字を当てますが、「肥草木《こくさぎ》」と書くのが正しいのではないかと思います。この植物には特有の臭いがあり、茎や葉を肥料（緑肥）に使います。コクサギの学名の属名は*Orixa*ですが、この命名は「肥草木」の「肥草」の部分をカタカナで書いたときの書き癖で「コクサ」が「ヲリサ」に見えたためではないかと思われます。コクサ部分の「コ」の下の棒を少し上に書き、「ク」の字の縦の棒二本を少し離して書いたら「ヲリサ」に見えると思います。

また、コクサギの写真（口絵19）を見ていただくとわかるように、右に二枚、次は左に二枚、また次は右に二枚という特別な葉の付き方をしています。これはコクサギの特殊な葉の付き方であり、とくに「コクサギ型葉序」と称されています。江戸時代に書かれたコクサギの図（清原重巨『草木性譜・有毒草木図説』）ではこの葉序になっていません。もしかしたら、描こうとした人がこの異常な葉の付き方に不安を覚えたのかもしれません。

アサガオ、ヘクソカズラ――その他の植物毒

アサガオの種子を漢方では「牽牛子《けんごし》」といいます。アサガオは熱帯アジアの原産で、日本には奈良時代の末から平安時代の初め頃に遣唐使によって医薬（下剤）としてもたらされました。そのため、それ以前に成立したと考えられる『万葉集』に詠まれているアサガオは、現在のアサガオではなく、おそらくキキョウであろうといわれています。アサガオが観賞用になったのは、古い時代ではなく、江戸時代に日本で品種改良されたあとのことと思われます。浮世絵や江戸図譜に鉢植えの朝顔が登場し、江戸の園芸熱の高まりを教えてくれます。アサガオの種子には確かに下剤としての作用はあるのですが、強い腹痛をともなったりするので、使われなくなったのです。むしろ現在は有毒植物といったほうが正しいかもしれません。

一方、セイタカアワダチソウはほかの植物への毒性を示す物質を分泌します。また、毒とはいわないかもしれませんが、マタタビに対しネコ科の動物はとても特異な反応を示します。すなわち、ネコ科の動物であれば、家ネコはもちろんのこと、

トラであろうがライオンであろうが、恍惚《こうこつ》状態となり、マタタビダンスという奇態を呈するのです。

そのほかにも、くしゃみを引き起こすハナヒリノキがあります。さらに、葉をもんだり、果実をつぶしたりするとその名前で推定のつく不快な臭いを放つヘクソカズラ（口絵20~21）のような植物もあります。なお、ヘクソカズラの花はよく見ると大変に美しく、この花の美しさを知れば、別名のサオトメバナのほうがふさわしく思えます。

八甲田山麓のガス穴

一九九七年七月十二日、青森県八甲田《はっこうだ》山麓における陸上自衛隊のレンジャー訓練において、自衛隊員が窪地《くぼち》に飛び降りたところ、次々に倒れて、そのうち三人が死亡しました。調査の結果、その穴における二酸化炭素濃度が一五~二〇%もあり、分析したところ、火山性ガスによることがわかりました。この穴を地元ではガス穴と呼んでおり、ここでウサギやカラスなどが死んでいるのを見ていたことから、家畜も近づけぬようにしていたといいます。二酸化炭素は空気より重いので、無風状態であれば、そこで発生した二酸化炭素が窪地に高濃度にたまることは十分にありえます。左の写真は、八甲田山麓地域で見かけたガス穴の場所を×印で示し注意をうながす看板です。

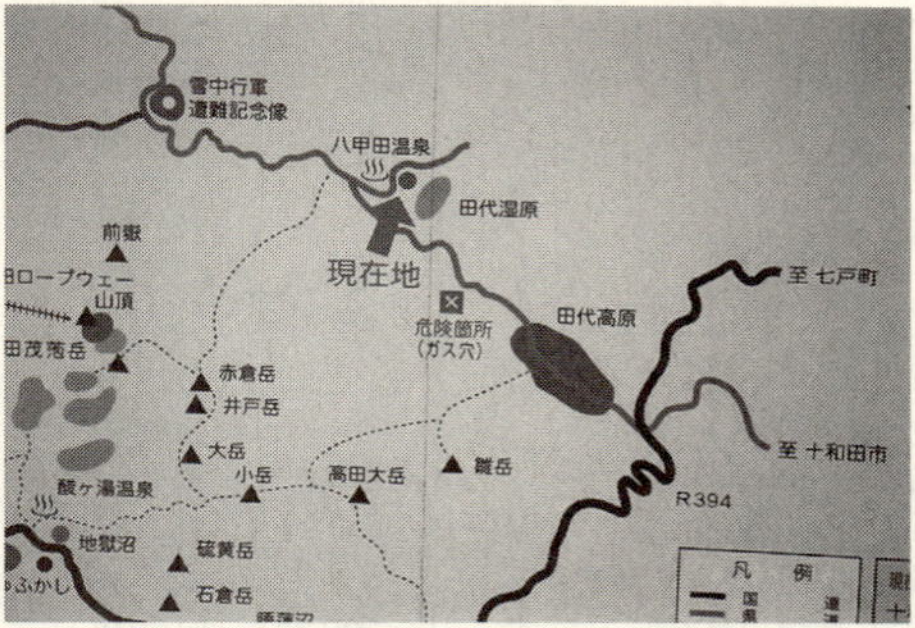

八甲田山麓のガス穴（危険箇所）を示す看板

二酸化炭素がどうして毒になるのかと思う方もいらっしゃるかもしれません。二酸化炭素は地球の大気成分のひとつで、どこにでもある気体であり、私たちを含む動物の呼気にも含まれます。また、炭酸飲料にも含まれ、ドライアイスは二酸化炭素そのもの。さらに二酸化炭素は、大気中に存在する気体としては窒素（七八％）、酸素（二一％）、アルゴン（一％）についで多いのです。

しかし、通常、大気中の二酸化炭素濃度は〇・〇三六％にすぎません。もちろん、この濃度では問題がありませんが、この濃度がある濃度以上になってくると中毒の危険性が出てきます。再々述べているように、ある化合物が毒になるか否かはその量と使い方が問題なのです。

もし、吸う空気の中で二酸化炭素の濃度が一〇%以上になれば意識不明となり、二五%以上になると大脳皮質に抑制がかかって麻酔にかかったような状態になり、数時間で死亡、三〇%以上であれば即死するといいます。二酸化炭素には色も臭いもないことから、実はたいへん危険なガスであるともいえます。たとえば、四〇〇グラムのドライアイスは気化すると約二〇〇リットルの二酸化炭素となります。そこで、広さが二〇〇〇リットルの車内の座席にこのドライアイスを放置し、車の窓を閉め切っていると、やがて車内の二酸化炭素濃度は約一〇%にもなり、中毒する可能性が高くなるということになります。

一方、現在、二酸化炭素の高濃度化による地球温暖化も問題となっています。二酸化炭素は地球温暖化に及ぼす影響がもっとも大きな温室効果ガスでもあるのです。いわば、二酸化炭素は地球あるいは地球環境に対する毒となりかねないといえましょう。人間の活動による化石燃料の消費や森林破壊などで地球上の二酸化炭素濃度が急上昇しているのです。

しかしながら、もともと二酸化炭素は植物の炭酸同化作用（光合成により、大気中の二酸化炭素から様々な有機化合物を合成する過程）によって、様々な有機化合物の原料となりうるものですから、地上に固定できる気体でもあります。たとえば直径一メートルの杉の大木はおそらく数十トンにのぼる二酸化炭素を固定できます。そしてこの木を木造建築に使えば、さらに長い年月の間、二酸化炭素を固定できることになります。すなわち、樹齢千年の木を使った木造建築物がもし千年もてば、計二千年の間、相当量の二酸化炭素を固定できるということになるのです。

一酸化炭素中毒はなぜ起こる

暖房に炭や練炭、豆炭などを主に使用していた時代には、一酸化炭素中毒がよく起きたものです。それでも、現在ほど家屋の気密性が高くなかったため、土間などで薪《たきぎ》で火をたいて料理をつくったり、火鉢や豆炭こたつ、石炭ストーブを使うという生活でした。もし気密性の高い現代家屋でそのような調理器具や暖房具を用いるとしたら特別に一酸化炭素中毒には気をつけないといけないでしょう。なお、一酸化炭素は不完全燃焼に際して発生するほか、タバコの煙や自動車などの排気ガスにも比較的多く含まれています。

一酸化炭素が赤血球のヘモグロビンと固く結合して、「一酸化炭素―ヘモグロビン」を形成してしまうと、酸素を各組織の細胞に供給できなくなるために、やがて一酸化炭素中毒が起きるのです。

一酸化炭素のヘモグロビンに対する結合力は酸素の二五〇倍も強いといいます。そのため、ほんのわずかな分量の一酸化炭素が存在するだけで、血液中のヘモグロビンへの結合率はきわめて大きくなってしまいます。一酸化炭素は、室内空気の含有率が〇・〇〇一％となるだけで中毒になりえます。含有率〇・一％ともなると一時間で失神し、四時間で死に至るといわれます。

一酸化炭素による中毒症状はもっぱら組織に酸素がいかなくなる症状によるものです。多くの場合、まず、頭痛やめまい、吐き気などが起こります。そのままの状態が続けば、やがて手足の運動が不可能となります。そして多少の意識が残っていてもそのまま死に至るのです。もっと濃度が高いときには、心筋への酸素供給が欠乏し、やがて心臓麻痺と同じ状態で死亡します。

一酸化炭素中毒で亡くなった場合、顔面が紅潮し、全身に斑《まだら》状の発赤があるのが特徴です。たとえ生命をとりとめても後遺症が残ることがあります。

一酸化炭素中毒の治療にはできるだけ早く新鮮な空気中に移し、人工呼吸や酸素吸入を行ない、絶対安静にすることです。酸素吸入には酸素九五％、二酸化炭素五％の混合したものが使われます。この際、二酸化炭素を混合することで呼吸中枢が刺激されるのです。

なお、二〇〇〇年頃から目張りした車内などで、練炭を燃焼させることによる集団自殺が社会問題化しました。二〇〇八年五月には元ＴＢＳの女性アナウンサーが車内で練炭をたいて自殺、また、二〇一一年六月には高速道のサービスエリアの駐車場で、おそらく一カ月ほど前に練炭燃焼による自殺をした男女が発見されました。そのためか、その後、練炭を購入する際には販売店から「使用目的と使用場所」を確認されるようになりました。

森永ヒ素ミルク事件

一九五五年六月に森永ヒ素ミルク事件が起きました。これは、ヒ素がからんだ重過失事故であり、森永徳島工場で製造された粉ミルク「森永ＭＦ印ドライミルク」約八四万缶にヒ素化合物が混入してしまったのです。粉ミルクの製造工程で乳質安定剤として第二リン酸ナトリウムを使っていましたが、本来、食品添加用のものを使用すべきところ、重大過失により工業用のものを使ってしまったのです。その工業用の第二リン酸ナトリウムに、ヒ素化合物が混入していたのです。

そのため、岡山県を中心とする西日本一帯で、発熱、下痢、腹部膨満、貧血、皮疹などの症状を示す乳児がたくさん現れました。診察に当たった医師たちは、この奇妙な病気の原因がわからず、胃腸障害、夏バテ、貧血などの曖昧な診断を下すのみでした。同年八月になって、ようやく原因がわかったのですが、犠牲者は一都二府二五県にまで広がり、患者総数一万二〇〇〇人余、一三〇人余が死亡するという大惨事となってしまいました。死に至らなかった赤ちゃんたちもその後、ヒ素によって負った後遺症により、たいへん難儀な人生を歩むことになったのです。

一方、ヒ素化合物にからんでは、後述しますが、一九九八年に和歌山毒物カレー事件という犯罪も起きています。これらの事故・事件におけるヒ素化合物とは亜ヒ酸（三酸化二ヒ素）のことです。

ほかのヒ素化合物としては、正倉院に奉納された薬物の中で『種々薬帳』に記載のないもののひとつに雄黄《おおう》（または、ゆうおう）というものがあり、これはヒ素の硫化物です。雄黄は『図説　正倉院薬物』（宮内庁正倉院事務所編、二〇〇〇年、一六四頁）によれば、「殺虫・殺菌・解毒薬として用いられたとされているが、雄黄自身毒性が非常に強い。中国では硫化ヒ素鉱物は不老不死の薬として皇帝などが盛んに用いたが、むしろその服用が原因となって若死にしたと考えられる例が多い」とあります。日本では三硫化二ヒ素（鶏冠石《けいかんせき》）や硫化第二ヒ素（雄黄）、四硫化四ヒ素が毒物に指定されています。

アスベストと中皮腫

アスベストに関しては、これまでに四回にわたり大きな社会問題となっています。まず、一九七二年にアスベストに発がん性があるとのＷＨＯ（世界保健機関）の指摘によってパニックが起きました。次に、一九八六年にはＩＬＯ（国際労働機関）が「石綿条約」を採択したため、二回目のパニックが起きました。このときには小・中学校の壁や天井に使われていたアスベストが社会問題になります。

さらにその後、アスベストの害が表面化したのは一九九五年の阪神淡路大震災のときです。震災で倒壊した建物の解体や撤去の作業に従事した作業員や住民が、飛散するアスベストを吸引してしまうという問題が起こったのです。そして、二〇〇五年には、大手の機械メーカー工場の従業員、および工場の周辺住民にもアスベストの被害が及んでいることが報道されました。その際、過去一〇年にわたり中皮腫《ちゅうひしゅ》（胸膜に発生するがん）をはじめアスベスト関連病で数十人が亡くなっていることを報じたのです。

アスベスト（ドイツ語でAsbest／英語ではasbestos）は石綿《いしわた》（または、せきめん）ともいい、その一本の太さは髪の毛の約五〇〇〇分の一と極めて細いものです。軽いだけではなく、耐久性、耐熱性、耐音性、耐薬品性に優れ、電気絶縁性があることから、一九七〇年代以降、セメントとの複合材としてビルの断熱保熱を目的に大量に使用されてきました。しかし、アスベストを長期にわたり粉塵《ふんじん》として吸っていると、肺が線維化して機能低下する塵肺《じんぱい》の一種であるアスベスト肺を引き起こすことがわかったのです。現在、そのことが中皮腫を引き起こすこともわかり、大きな問題となっています。かつては理科の授業でおなじみだった石綿金網もセラミック材のものに切り替えられています。

以上の事実を見ていくと、アスベストの問題は、単にアスベストに関わる仕事に従事していた人たちの職業病にとどまらず、公害になっていることを如実に示しています。しかも中皮腫が発症するまで三十～四十年もかかることから、中皮腫は「静かな時限爆弾」とも呼ばれています。アスベストの発がん機構はアスベストの物理的作用によるもので、ジワジワ毒の一種といえるでしょう。恐ろしいことに、この時限爆弾をかかえこんだほとんどの一般市民は、いつどこで自分が原因となるアスベストを吸い込んだか全く定かではないのです。

漂白剤と塩素ガス

漂白剤の容器をみると、「まぜるな危険」と書いてあります。これは漂白やカビ取りのために使う次亜塩素酸ナトリウム（NaClO）入りの洗浄剤に、風呂の水垢《あか》取りやトイレ洗浄用として使う塩酸を含む洗剤をまぜると、次に示す反応で塩素（Cl_2）ガスが発生するからです。次亜塩素酸ナトリウムと反応して塩素が発生するのは、塩酸に限らず、食用の酢などの酸をまぜても発生します。ちなみに、漬け物樽を次亜塩素酸ナトリウム入りの洗剤で洗っていたら、そこに残っていた漬け物由来の酸（乳酸など）によって塩素が発生して中毒したという事例もあります。

$NaClO + 2HCl \rightarrow NaCl + H_2O + Cl_2\uparrow$

塩素ガスは第一次世界大戦中に、初期の毒ガス兵器（化学兵器）として使われたこともある化合物です。そのようなガスが、密閉された風呂場やトイレなどで発生したらいかに危険かは容易に想像していただけると思います。

硫化水素による自殺と事故

二〇〇八年春、硫化水素を発生させての自殺が多発しました。硫化水素は家庭にある材料で簡単に発生するガスであることから、類似の事案が多く発生したと思われます。巻き添えで被害を受けた近隣の人もいることから微妙な点もありますが、一応、事故として取り上げます。

ある事例では、風呂場で硫化水素を発生させました。硫黄を含む入浴剤に、塩酸を含む浴槽洗浄剤を加えたことで硫化水素（H_2S）が発生したようです。風呂場に制服姿で正座したまま、上半身を前に突っ伏した状態で中毒死していた女子生徒の遺体の皮膚は、緑色に変色していたといいます（毎日新聞、二〇〇八年四月二十四日）。

硫化水素はよく温泉地などで感じるあの卵の腐ったような臭いのもとです。低濃度であれば大丈夫なようですが、一定以上の濃度になると毒性を発揮し、温泉地や火山の窪地で中毒死する事故も毎年のように発生しています。

二〇一〇年六月、ソマリア沖に現れる海賊に対処するために出動した海上自衛隊の護衛艦「ゆうぎり」のトイレで、三等海曹が亡くなっているのが発見されました。死因は、し尿処理タンクから発生した硫化水素などによる中毒死でした。

二〇〇五年の暮れには、秋田の温泉地である泥湯《どろゆ》温泉の宿から三〇メートルほど離れた駐車場脇にあった、高さ一メートルほどの雪山の空洞中で、母子三人が中毒死する事故が発生しました。

小学生の兄弟は円盤遊具を使って駐車場で遊んでいたようです。なかなか宿の部屋にもどってこない三人を、父親と旅館従業員が手分けして探しに行きます。彼らが発見されたときは、母子三人は雪山の空洞の中、父親は空洞の入り口から家族を救出しようと中に手を伸ばした状態で倒れていました。雪山の下をお湯が流れていたため、中に空洞ができていたようです。結局、母子三人はすでに死亡、意識不明の重体となった父親も病院で死亡してしまいます。雪山の空洞に、硫化水素がたまっていたのでした。

第6章

毒にまつわる犯罪

わが国の古い法律である「養老律令《ようろうりつりょう》」（七五七年施行）に「四つの毒」の記述があります。冶葛《やかつ》、烏頭《うず》、附子《ぶし》、そして鴆毒《ちんどく》で、これらを売買したり、所持したり、使用した場合についての罰則が述べられています。ただし、藤原仲麻呂《ふじわらのなかまろ》（七〇六～七六四）によって施行されたこの養老律令は大陸から伝来した法律の引きうつしとされ、附子や烏頭以外の毒をどの程度、知っていたかには疑問があります。

これら三毒のうち、附子や烏頭はいわずと知れたトリカブトの根茎です。また、鴆毒については本来は鴆という毒のある鳥ということになっていますが、亜ヒ酸がついた鳥の羽という説もあります。一方、冶葛の正体は前述のように、一九九六年になって明らかにされました（九二頁）。

もちろん、現在でも毒を用いての殺人や傷害は刑法犯となります。毒を使って犯罪を起こすとすれば、〈毒を手に入れる→使う→作用させる〉という段階が必要となります。とすれば、手に入りやすいものや、扱いやすいもの、そして確実に効果の出る強い毒性のあるものということになります。いくら毒作用の強いものでも、使用者（犯罪者）の命を危うくするようなものは通常使えません。また、あまり珍しいものも使えません。珍しい毒に対する知識の欠如はもとより、手に入れにくかったり、使いにくかったり、足がつきやすかったりするからです。このように、手に入れやすく、使いやすく、効果が確実な毒となるとかなり限られます。すなわち、犯罪に使える毒の選択肢はそう多くはないのです。

そのような中で、亜ヒ酸や青酸カリウムなどは手に入りやすい部類に入ります。しかし、亜ヒ酸はその検出方法が古くから確立しており、足がつきやすいので、「愚者の毒」ともいわれるようになりました。また、トリカブトの苗を数十本も購入したり、生のフグを大量に手に入れようとすれば、まず怪しまれることでしょう。一方では、筋弛緩薬やストリキニーネなどの薬物を素人が手に入れることは難しいと思います。

毒を犯罪に使う場合には、常にその毒の害を認識して使うことになります。毒による殺害を毒殺といいますが、ときに薬殺ということもあります。ここにも、毒と薬の表裏一体性を垣間《かいま》見ることができます。

なお、毒にまつわる犯罪は古来女性が関わる場合が多いといいます。力に訴えることができないからでしょうか。なるほど、それぞれの犯罪の経緯を見ていくと、女性だけでの事件もありますが、共犯者に女性が関わることが多い気がします。そのようなことも考慮に入れながらこの章を眺めていっていただきたいと思います。

前章に述べた毒にまつわる事故の場合とは異なり、毒にまつわる犯罪の場合には、取り扱いやすさや効果を確実にするためか、天然物由来のものであっても、毒の成分を精製したものが多く使われるようです。

トリカブト保険金殺人事件

一九八六年五月十九日、沖縄の那覇空港に一組の新婚カップルが降り立ちます。男は大阪の会社に勤める神谷力（一九三九～二〇一二）、四十六歳で長身、前の妻に先立たれての再婚、妻は三十三歳で初婚、誰の目からも幸せの絶頂と映りました。

翌二十日、再び二人が那覇空港に現れます。妻の東京での女友達三人が沖縄に来ることになっていたからです（実は夫がその三人の旅行代も支払っていました）。午前十一時五十五分、友人たちの乗った石垣島行きの飛行機が那覇に到着、妻はその飛行機に乗り込みますが、夫は「急用が大阪でできた」と言って那覇にとどまります。妻たちが乗った飛行機が石垣島へ出発、それを見送った夫は空港で大阪行きの飛行機を待ちます。

石垣空港からすぐにホテルに向かい、午後一時半頃、四人でチェックインを済ませて部屋に向かう途中、妻に異変が起きます。激しい発汗と手足のしびれ、腹痛が起きて嘔吐を繰り返しました。驚いた友人たちは抱きかかえるように妻を部屋のベッドに運び、救急車を呼びます。八重山病院に運ばれましたが、まもなく心肺停止状態となり、病院で心蘇生が試みられましたが、午後三時四分に死亡してしまいました。

病院の医師たちは、たとえ心臓に問題があったとしても心蘇生に全く反応しないことから、死因を疑い、警察に連絡しました。一方、女友達から連絡をもらい那覇から飛行機で病院へ駆けつけた夫は、司法解剖に難色を示しましたが、警察の強い要望でしぶしぶ承諾します。遺体の解剖は琉球大学医学部法医学教室の大野曜吉助教授（当時）が担当しました。遺体の外見に異常はなく、頭部および肉眼で見る内臓所見に異常は見られなかったため、遺体検案書には「心筋梗塞による不整脈死」とし、夫に説明します。しかし、助教授は念のため、遺体の血液を法医学研究室の冷凍庫に保存します。これが後に、大きな意味をもつことになります。

旅行に同行した三人の女友達は、友人の急死の死因が「心筋梗塞」というのはどうしても納得がいきませんでした。というのは、今回の結婚に至るまでの過程に不信の念をいだいていたからです。実は、東京の高級クラブでホステスをしていた妻と女友達は同じホステスの仲間。神谷がこのクラブに来たのは、前妻が亡くなって二カ月後の十一月で、はじめて会ってから六日後に、このホステスにプロポーズしたのです。友人をはじめ周囲は結婚に反対しましたが、一目ぼれの妻に聞く耳はなく二月に結婚し、大阪に引っ越しました。そして石垣島への旅行に誘われて来てみたら、今回の急死となります。

警察に「病死ではなく殺人」と訴えてもとりあってもらえないため、仕方なしに片っ端から生命保険会社に電話した結果、保険会社四社に計一億八五〇〇万円の生命保険がかけられているとわかったのです。受取人は夫の神谷で、月々の掛け金は一八万円、しかも神谷自身にも同額の保険がかけられており、こちらの受取人は妻で、計毎月三六万円の掛け金でした。

神谷はこれまでに二度結婚しており、今回が三度目で、前の二人の妻も急死していました。最初の妻の死因は心筋梗塞であり、二度目の妻の死因も心筋梗塞。二度目の妻のときは一〇〇〇万円の保険金を受け取っています。ここまでわかってくると、保険会社のほうも慎重になります。

妻の死後半年経っても保険金を受け取れないことに業を煮やした神谷は、民事訴訟を起こし、一九九〇年二月、東京地裁での一審の判決が出ます。その結果神谷の勝訴となり、この判決に対し保険会社が控訴し、今度は死因の不審な点を正面から突くことにし、証人に遺体解剖をした大野教授が立つことになりました。日本医科大学教授となっていた大野教授らは冷凍保存していた血液からトリカブトに含まれるアコニチンを検出し、「死因はトリカブトによる急性心不全である」と証言をしました。すると、神谷は突然、民事訴訟を取り下げます。

警察は一九九一年六月九日業務上横領の容疑で神谷を逮捕しました。そして、さらに、同年七月一日には殺人と詐欺未遂の容疑で再逮捕となりました。

福島県の園芸店の主人からは「神谷にトリカブトを六二鉢販売した」という証言がとれました。また神谷のア

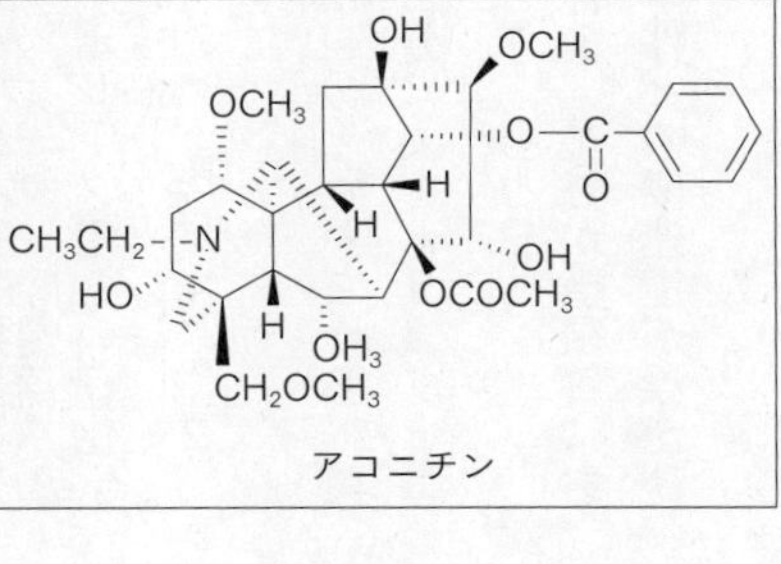

アコニチン

パートから毒の抽出にも使えるエタノールや、薬物を詰めるカプセル、注射器、実験用マウス、それに抽出物などの濃縮に使うロータリーエバポレーターという化学実験器具など、普通の市民生活では使わないものが押収されます。さらに、アパートの畳からトリカブト毒のアコニチン類が検出されたのです。

ただ、神谷は「トリカブトの毒は即効性があるのに、妻は自分と別れてから一時間半後に発症、二時間後に死亡している。その場にいない自分に妻をトリカブト毒で殺害することはできない」と無罪を主張します。

そうこうするうちに、また別の新証拠が出てきます。事件前、神谷が横須賀にある魚屋でクサフグを一二〇〇匹も購入したというのです。事件との関連性が浮かび上がってきました。

そこで、大野教授が残していた血液を再検査したところ、フグ毒のテトロドトキシンも検出されたのです。トリカブトとフグ、すなわちアコニチンとテトロドトキシンという二種類の毒の組み合わせで殺されたのかもしれない、という可能性が浮上してきました。

二種類の毒はどのようなメカニズムで作用するのか、そのメカニズムをふりかえってみましょう。アコニチンもテトロドトキシンも神経毒です。ニューロンの軸索にあるナトリウムチャネルにはたらき、情報（電気信号）の伝達をさまたげます。すなわち、トリカブト毒のアコニチンはナトリウムチャネルを開放させて、大量のナトリウムイオンを細胞内に流入させることで情報の伝達をさまたげます。一方、フグ毒のテトロドトキシンはナトリウムチャネルを閉じてしまうので、ナトリウムイオンの流入を阻止します。すなわち、両者は全く逆の作用をするのです。

大野教授は、トリカブト毒のアコニチンの作用は即時に現れるはずなのだが、テトロドトキシンがそこに介在することで、両者が拮抗した状態になり、作用を遅らせることになるのではないかと考え、この可能性について、母校の東北大学の協力を得ながらマウスを使った動物実験で確かめることにしました。

マウスに致死量のアコニチンを与えると、まもなくマウスは毛を逆立て、嘔吐するかのように口をあけます。それから排尿と排便をして、最後は強くけいれんして死んでしまいました。一方、別のマウスにテトロドトキシンを致死量与えると全く動きません。しばらくして前足・後足が麻痺しているかのような様相を示したかと思うと、いつの間にか死んでしまいました。アコニチンが激しい死に方をもたらすのに対し、テトロドトキシンでは静かな死となりました。

次に両者の毒の投与量をいろいろ変えて実施し、死に至るまでの時間を測定してみます。すると、両者を混合することで、①毒性が弱まることがある、②死亡までの時間が遅れる、③アコニチンを与えたときのような激しい症状がしばらく出ることなく、急に嘔吐とけいれんが現れたかと思うと死んでしまう、といった結果が出ました。

その上で大野教授は、東京地裁での一審において「トリカブトとフグの毒を微妙に調合すれば、トリカブトの毒性を遅らせて発現させることができる」と証言したのです。神谷本人は最後まで、殺人については全面否認したままでしたが、一九九四年九月に無期懲役の判決が言い渡されました。控訴審は、二〇〇二年二月控訴棄却、最高裁でも上告棄却となり、無期懲役が確定しました。

この話題の最後に、神谷本人の育ちに少しふれておきます。宮城県仙台市生まれで、父は某大学教授。神谷が小学五年生のとき、神谷本人の目の前で母親が服毒自殺するという衝撃的な体験をします。これが後の人生に大きな影を落としたのでしょうか。神谷本人は最後まで自分は無実だとして、獄中で二冊の本を出版しています。神谷は服役中の二〇一二年十一月に大阪医療刑務所で病死しました。七十三歳でした。

本庄保険金殺人事件

埼玉県の本庄市で一九九五年に保険金がかけられた死体が発見されます。最初、この死体は自殺として処理されました。その後、さらに二つの保険金がらみの事件（一件は未遂）が同じ本庄市で起きます。未遂となった三番目の被害者が「自分も殺される」とマスコミに訴え、保険金殺人疑惑として報道されました。その結果、三件の事件がつながったのです。

被害者がともに男性で、高額の生命保険がかけられていたこと、ともに受取人は妻で、本庄市内にあるスナックに勤めるホステスとわかります。このスナックを経営するのは同じ本庄市内で金融業（街金融）を営む男性で、事件が発覚後、このスナックに押しかけるマスコミ・テレビ局に対し一人ずつから入店料金をとり、有料の記者会見を二〇〇回も行うなど、連日、たいへんな騒ぎとなります。まずは、時系列を追いながら事件のあらましを整理してみます。

第一の事件　一九九五年六月、利根川で水死体が上がります。元・工員四十三歳男性。男性には受取額三億円の生命保険がかけられており、結婚相手のホステス（東南アジア系、アナリエ・サトウ・カワムラ、当時三十四歳）が受取人。当初、死因は溺死で自殺と考えられ、保険金が支払われます。

第二の事件　一九九九年五月二十九日、元・パチンコ店員の男性（六十一歳）の死体が発見されます。一億七〇〇〇万円の生命保険がかけられており、受取人は妻で同スナックホステスの森田考子《たかこ》（当時三十七歳）。

第三の事件　六十一歳の男性の死体が発見された翌日の一九九九年五月三十日、元・塗装工の男性（三十八歳）が体調不良を訴え病院に駆けこむとともにマスコミに連絡します。男性は薬物中毒で重体におちいります。前日の死体も火葬直前で差し押さえられました。この男性には九億円の生命保険がかけられており、受取人は妻のカワムラ（第一の事件と同じ）でした。

こうして三つの事件が明るみに出ます。三件の被害者の共通点が同じスナックの客であり、常連、しかも店に借金していることがわかります。最初の被害者も本当は自殺ではないのではないかとの疑惑が浮上しました。第二の事件の死体解剖と第三の事件の被害者の証言から、解熱鎮痛薬のアセトアミノフェン（タイレノール）とともにお酒を大量に飲ませるという手法が浮かび上がりました。

二〇〇〇年三月、捜査陣が逮捕に踏み切ります。主犯がスナックの経営者の八木茂（当時四十七歳）。そして三人のホステスである武まゆみ（当時三十二歳）、カワムラ、森田を偽装結婚による公正証書原本不実記載容疑で逮捕しました。その後、最終的にホステス三人の証言などから、殺人罪・詐欺罪で起訴していきます。

そこから浮かび上がってきた手法は以下のようなものでした。妻と子どもがいる八木は三人のホステスと愛人関係にあり、特に武と相談しながら作戦を立て、殺人計画を練っていったようです。

まず、最初の事件です。八木が示したターゲットの「条件」は次の二つだったと考えられます。すなわち、親子・兄弟関係が希薄で、店へのつけが膨らんでいること。そして、スナックに来ることだけが楽しみという孤独な男性客が選ばれたのです。八木は、自分の愛人でもあるカワムラのために戸籍を借りたいとして偽装結婚をさせ、さらに借金の保証に生命保険に入

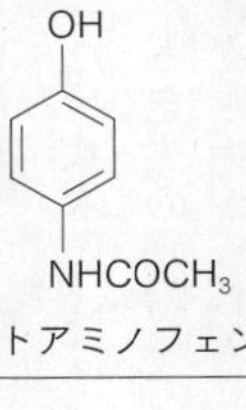

アセトアミノフェン

ることを迫ります。そして仕事終わりに店に呼び出し大量のアルコールを飲ませ、睡眠不足にさせる、これを半年以上続けたのでした。

それでもなかなか弱らないために、次の作戦に移ることにしました。八木と武は二人で長野県の山へ行き、トリカブトを採取します。そのトリカブトを男の好物であるあんぱんに入れ、食べさせて殺害しました。この第一の事件で保険金が下り、これに味をしめ、第二、第三のターゲット選びに入ったのです。

ターゲットは前に述べた条件で選ばれました。ここでも、愛人と偽装結婚させること、生命保険に入らせることまでは同じでした。ただ、殺害の手法が異なります。というのは、八木は武の父がアセトアミノフェン入りの薬と酒を一緒に服用することで体調をこわし、結局亡くなってしまったという話を聞き出したのです。これにヒントを得て、ターゲットの男性客には瓶を詰め替えて「サプリメント、栄養補助食品」といつわったアセトアミノフェン入りの錠剤を一日に二〇錠も飲ませていたのです。

「『二人の夢だから』とか『二人のため』という言葉に酔いしれてとてもロマンチックな気分になりました」

これは、武が獄中で出版した本（『完全自白　愛の地獄』講談社刊）の中の一文です。自分が断っても、ほかの二人が手伝うことを引き受けたらと思うと、複雑な気分になったといった趣旨の言葉も述べていますから、ある意味では、八木という男を中心に三人の女性がマインドコントロール状態にあった、すなわち、抜けるに抜け出せない関係に陥っていたのかもしれません。前出の武の著書を読むと、その性格や能力にはすばらしいところもあると感じさせます。つくづく、こんな出会いがなければよかったのにと思わずにはいられません。

その後、主犯の八木には最高裁判決で死刑が、武まゆみは無期懲役、アナリエ・サトウ・カワムラは懲役十五年、森田考子は懲役十二年の判決が確定しています。

二つの愛犬家殺人事件

ここに述べる「愛犬家殺人事件」はいずれも一九九五年に発覚した事件で、しかも薬物を使用しています。ひとつは、ストリキニーネ硝酸塩を使った埼玉での事件、もうひとつは、スキサメトニウム塩化物を使った大阪での事件です。時期的には二つの事件は相前後して発覚しましたが、ちょうど阪神淡路大震災（一九九五年一月十七日）と重なる時期だったためもあり、報道があまりなされず、あるいは二つの事件を混同されていらっしゃる方も多いかもしれません。

まず「埼玉愛犬家殺人事件」ですが、埼玉県熊谷《くまがや》市にある元夫婦の関根元（当時四十八歳）と風間博子（当時三十八歳）が経営するペットショップ「アフリカケンネル」で事件は起きました。このペットショップは詐欺的な商売を繰り返し、顧客との間でのトラブルが絶えなかったといわれます。たとえば「子犬が生まれたら高値で引き取る」として犬のつがいを法外な値段で販売しては、結局、生まれた子犬には難癖をつけて値切るといった次第でした。

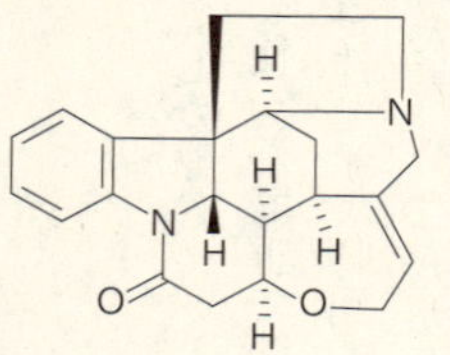

ストリキニーネ

関根は、シベリアン・ハスキーブームの仕掛け人で、またこの犬とよく似た、灰色と白色がまじった、とがった耳が特徴のアラスカン・マラミュートのブリーダーとして、この業界ではちょっとした有名人でした。また、トラやライオンといった猛獣も扱うことから、近所では怖がられ、嫌われていました。

巧みな話術には人気がありましたが、あくどい商法や、虚言癖で煙たがる人も多かったようです。しかし、バブル崩壊後の売上げの減少と豪華な新犬舎兼自宅の建設などで借金がかさみ、店の経営は行き詰まっていました。そうした彼らに、トラブルが発生した顧客を何かの薬物で殺害したのではないか、という嫌疑がかかります。

使用した薬物はストリキニーネ硝酸塩ですが、これは、知り合いの獣医から犬の殺処分用にともらい受けたものでした。ストリキニーネはマチン科のマチンの種子（口絵22）由来のアルカロイドです。その毒性はきわめて高く、生薬としての「馬《ま》銭子《ちんし》」数個で人の致死量となります。ストリキニーネのごく少量をマウスに与えるだけで強直性けいれん、すなわち体がビンと驚くほど長く伸びて硬直します。そして、ある一定の時間が過ぎるとマウスは何事もなかったかのように元にもどるのですが、ちょっとした刺激を与えるだけで、また強直性けいれんを引き起こすのです。人に同程度の作用を示す量を与えた場合、強直性けいれんが起きる間もずっと意識は正常のままといいますから、考えるだに恐ろしい薬物です。

この事件は「遺体なき殺人」と呼ばれ、遺体はいずれもバラバラにされ、ドラム缶で焼却の上、群馬県内の山林や川に遺棄されました。一九九三年四月二十日、行田市《ぎょうだし》の会社役員A氏（当時三十九歳）が勤務先から帰宅途中に行方がわからなくなります。後に前出のペットショップの元夫婦との間に、犬を法外な値段で購入したトラブルがあったことが判明します。続いて同じ年の七月二十一日、大里郡江南《こうなん》町《まち》（現・熊谷市）の暴力団幹部B氏（当時五十四歳）と住み込みの運転手C氏（当時二十一歳）が行方不明になります。B氏は関根の用心棒でした。そして次の犠牲者が、同年八月二十六日、行田市の主婦Dさん（当時五十四歳）で、買い物に出かけたまま失踪。後に、Dさんの次男が「アフリカケンネル」で働くようになってから関根元夫婦と親しい関係になったとわかります。また、主婦Dさんのほぼ全財産に当たる二七〇万円が消えていました。これも後に、出資金の名目で融資してもらったと関根らは証言します。四人が短期間で失踪したこと、いずれも関根元夫婦のペットショップと関係があることがわかってきました。

一九九五年一月五日、関根元夫婦が逮捕されます。これは、ペットショップの元役員であり、死体をバラバラにした場所を提供したY（当時三十九歳）の証言を元に、被害者の遺骨や遺留品が発見されたからです。この四人の殺害方法はいずれも、ストリキニーネ硝酸塩入りのカプセルを栄養剤と偽って飲ませたものです。Y

も同年一月八日、最初の事件の死体損壊・遺棄容疑で逮捕されました。Ｙによれば、関根は「殺しのオリンピックがあれば、俺は金メダル間違いなし」「死体がなければ行方不明だ。証拠があるなら出してみろ。俺に勝てる奴はだれもいない」と言ったといいます。結局、Ｙは一審で懲役三年の実刑判決となります。控訴したものの、東京高裁が控訴を棄却、上告はせずに懲役三年が確定しました。

一方、元夫婦について、検察は死刑を求刑。夫は死刑回避をもとめて無期懲役を、妻は無罪を主張しましたが、二〇〇一年三月二十一日、浦和地裁は元夫婦にそれぞれ死刑判決を言い渡しました。被告側は控訴しましたが、二〇〇五年七月十一日、東京高裁は控訴を棄却。両名とも上告したものの、二〇〇九年六月五日、最高裁は上告を棄却、それぞれ死刑が確定しました。妻のほうは、戦後一二人目の女性死刑囚となりました。

先に述べたように、この元夫婦の逮捕直後の一月十七日、阪神淡路大震災が発生しました。そのため、この事件のマスコミでの扱いは小さくならざるを得なかったのです。さらに、追い打ちをかけるようにオウム真理教事件が続き、埼玉愛犬家殺人事件は、その規模のわりには知名度が低くなってしまったように思えます。

さて、大阪愛犬家殺人事件の話に移ります。ここで使われたのは、スキサメトニウム塩化物です。

南米では吹き矢の毒（矢毒）に使用され、現地ではクラーレと称されていたものからは、有毒成分としてアルカロイドの*d*‐ツボクラリン（*d*‐Tc）が単離されています。*d*‐Tcには筋弛緩作用があり、この薬物を注入された動物は動けなくなるのです。またその作用から、この薬物は手術時にも応用されるようになりました。現在は、*d*‐Tcの化学構造を参考にデザインされ、化学合成されたデカメトニウムやスキサメトニウムなどがこの目的で使用されています。このうち、スキサメトニウム塩化物はイヌの安楽死にも使われますが、この事件においてはこの化合物が悪用されました。

上田宜範（逮捕時三十九歳）の実家は堺市にあって裕福な酒屋でした。高校卒業後、しばらく家業を手伝っていましたが、父親の援助で友人と住宅販売会社を興すものの、会社は三〇〇〇万円の負債を抱えて倒産します。借金は父親に返してもらいましたが、再び興した車販売会社で、友人に金を使いこまれ、今度は七〇〇〇万円の負債を負います。祖母の株の売却などでなんとか返済しますが、親からは勘当扱いされてしまいました。

その後、長距離トラックの運転手などをしましたが続かず、知人に「レンタカー会社を設立しよう」ともちかけ、集まった出資金数百万を持ち逃げして逮捕され、一年三カ月の実刑判決を受けます。仮出所した彼を、知人に預けていたシェパードが覚えていたことに感激し、犬を連れて堺市に帰りました。近所の川沿いの道を犬を連れて散歩する間に会う愛犬家たちと話すうちに、自分のことを「犬の訓練士」と名乗るようになります。子どもの頃から犬が好きで、獣医のところへよく遊びに行っていたことを思い出していたと語っています。そんなある日、やはり遊びに行った獣医のところで、子犬を筋弛緩薬であるスキサメトニウム塩化物で処分する現場を、偶然目にします。興味を抱いた上田は、その獣医から口実をもうけてスキサメトニウム塩化物を入手しました。そしてこれが連続殺人に走るきっかけになったのです。

一九九二年五月、上田は十分な知識もないまま、犬の訓練所をつくる目的で長野県塩尻市内の二ヘクタール余りの土地を借りることにしました。その営業資金は口コミや、街で声をかけるなどして集めたようです。

一九九二年六月下旬、大阪に帰り二十五歳の知人を呼び出した上田は、下痢を訴える彼に「下痢どめや」と偽って睡眠薬を飲ませ、そのまま車に乗せて塩尻に戻り、彼の腕にスキサメトニウム塩化物を注射しました。その後、大阪のアルバイト先で知り合った二十二歳男性に「犬の訓練所を手伝わないか」と持ちかけ、塩尻での整地作業を一緒に行いますが、「バイト代は?」と聞かれ、面倒くさくなって殺してしまいます(同年七月二十七日外出後、失踪)。また、三〇万円を上田に出資した三十五歳男性も失踪します(同年八月頃)。

一九九二年九月頃、上田は大阪の八尾市の一軒家に引っ越し、獣医の紹介で知り合った四十七歳の女性に犬の訓練所の共同経営の話を持ちかけます。彼女から約五〇万円の現金を受けとるも、「私をだましたら、犬の仕事できないわよ」と迫られ殺害しました(同年十月二十五日)。一方、堺市に住む別の四十七歳女性は前からの知り合いで、「犬の訓練所と繁殖場の共同経営者にならないか」と持ちかけ、この女性から一〇〇〇万円を九月頃に受け取ります。しかしいっこうに計画が進む様子がないため、「どうなってるの」と督促されたので殺害しました。前回の殺害から数日しか経っていません(同年十月二十九日自宅にメモを残し、失踪)。こうして、ごく短い期間に、何の脈絡もないままに五人の人間が殺害されてしまいました。

上田宜範は一九九四年一月二十六日に殺人・死体遺棄の疑いで逮捕され、一九九五年二月十日、上田の供述により、塩尻市で五人の遺体が発見されました。一九九八年三月三十日、大阪地裁で死刑判決、上田は控訴、二〇〇一年三月十五日、大阪高裁は控訴棄却し、上田が上告、二〇〇五年十二月十五日、最高裁は上告棄却、死刑が確定しました。

貴腐ワイン事件

「貴腐《きふ》ワイン」とは素晴らしい香りと甘美な風味、その希少性から「ワインの帝王・帝王のワイン」と呼ばれています。完熟したブドウに貴腐菌（ボトリティス・シネレア）がついてできた特殊なブドウを貴腐ブドウといい、貴腐菌が果皮のロウ質を破壊するため、果汁から水分が蒸発して糖度が濃縮します。フランスのソーテルヌ、ドイツのトロッケンベーレンアウスレーゼ、ハンガリーのトカイワインが「世界の三大貴腐ワイン」と呼ばれています。さらに、オーストリアの甘口ワインも貴腐ブドウを使用したおいしいワインとして高い定評があります。

さて、一九八五年七月初め、オーストリアから西ドイツ（当時）に入った白ワインに、不凍液や保冷剤などに含まれるジエチレングリコール（ＤＥＧ）が混入していることが発見され、大騒ぎとなりました。この物質には甘味ととろみがあるものの、最小致死量１０００㎎／㎏の毒性も有する化合物です。結局は、ワインに甘味ととろ味をつけるための偽造でした。

七月九日、ドイツ保健省は、オーストリア産のワインに対して、健康上の問題があることを世界に向けて発信しました。七月中旬より、一部の国ではオーストリア産ワインの輸入と販売を禁止、多くの国では販売業者が自主的にオーストリア産ワインの店頭からの回収を始めました。

同年七月二十四日、ＤＥＧが入っているとされたワインの一種が東京都内で販売されているのが発見されます。これは、オーストリアで生産された原酒を西ドイツの会社が瓶詰めしたものと判明。厚生省（当時）は翌二十五日、全国の小売店に対し、西ドイツ・オーストリア両国でつくられた白ワインの全面撤去を要請します。八月三日、厚生省は日本で販売されているワインからはＤＥＧが検出されなかったとして安全宣言を出します。八月八日、朝刊各紙に三楽（現・メルシャン）、サントリー、マンズワイン社が自社製品は安全という旨の広告を出しました。

ところが、八月二十九日、日本食品衛生協会は、購入者が持ち込んだワインからDEGが検出されたと発表しました。マンズワイン社製造の「貴腐ワイン」「貴腐葡萄《ぶどう》」と銘打つ高級ワインなどからDEGが検出されたのです。

DEGが含まれる七二〇ミリリットル入りの貴腐ワインは三〇〇〇本、一八〇ミリリットル入りの小瓶は五万本流通していることが分かり、マンズワイン社は九月二日、これらの製品の出荷停止の処置をとりました。いずれもオーストリアのセイントハーレー社で原液が生産され、マンズワイン社でボトリングされていたことがわかります。その後もマンズワイン社の失態は続き、山梨県の検査をすり抜けるため、セイントハーレー社からの輸入樽詰原酒を浄化槽に捨てていたことが発覚して、マンズワイン社の社長が責任をとって辞任を発表。九月十八日、山梨県はマンズワイン社の勝沼ワイナリーに対し原料処理を除く全部門の営業停止を命令しました。結局、マンズワイン社のDEG混入ワインは七銘柄、三八万本に及びましたが、回収・廃棄されたのはそのうち、一〇分の一に満たないものでした。

なお、オーストリアワインの今回の騒動の影響を見ておきましょう。オーストリアのワインの輸出量は、事件前の八五年の約四五〇〇万リットルから、八六年は十分の一以下の約四四〇万リットルに激減し、このままの水準で数年推移し、事件前の八五年の水準に戻ったのは二〇〇一年の五〇〇〇万リットルでした。それまでに、実に十五年の歳月がかかったのです。騒動勃発の数週間後、オーストリア国内では数十のワイン製造業者と販売業者がオーストリア当局によって逮捕され、後に一年半の収監を命ずるという判決が言い渡されたのでした。

DEGには甘味やとろ味があることから、「貴腐ワイン」偽装のため、故意で混ぜたのでしょう。DEGには不快な味や臭いがありませんが、冷蔵庫内の保冷剤を子どもが食べて中毒した事例や、DEGを外に放置していてペットのイヌが飲んで中毒死した事例もあります。DEGを大量に服用すると、吐き気や頭痛、ふらつき、腹痛、下痢などを引き起こし、最悪の場合は死に至ります。

また二〇〇七年には、DEGが中国製の練り歯磨きに混入された事例もありました。日本で製造販売されている主要な練り歯磨き製品についてはDEG混入はありませんでしたが、中国から輸入され、ホテルなどで使う小型の練り歯磨き製品（三〜五グラムのチューブ）の一部に混入していることが発覚、自主回収されました。

幸いにも、健康被害の報告はありませんでした。

粉ミルクにメラミン混入

二〇〇八年九月、中国において、メラミンが入った粉ミルクを飲んだことによって、乳幼児に腎臓結石などの被害が起きていることが報道されました。中国全土で乳幼児二九万四〇〇〇人に被害が及び、このために少なくとも六人が死亡しました。メラミンはプラスチックの原料となる化学物質です。メラミンを原料としたメラミン樹脂は耐熱性にすぐれているため、食器や家具などに多く使われています。

世界保健機関（ＷＨＯ）では、メラミンが牛乳に添加された理由を「中国の事件が発生した地域では、増量の目的で生乳に水が加えられていた。水が加えられて希釈されると、タンパク質含量は低くなる。牛乳のタンパク質含量は、窒素含量を測定する方法で検査されるので、窒素含量の多いメラミンを添加すれば、タンパク質含量を高く偽ることができる」と説明しています。結局、「水増し」という偽装を隠すために、「メラミン」を悪用したわ

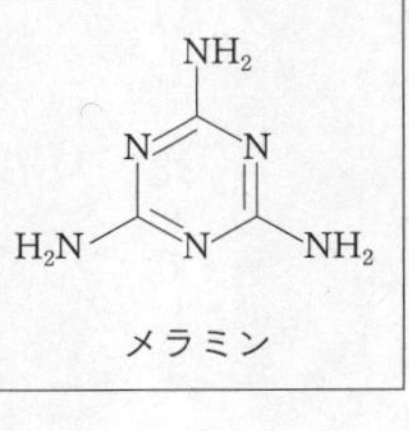

メラミン

けです。

実はこのことが起きる以前に、アメリカで、ペットフードのなかにメラミンが混入されていて、それを食べたペットが腎不全を起こし、一〇〇匹以上が死んでしまったという事件がありました。それも中国の業者による、タンパク質含量の基準をクリアするための偽装だったのです。

なお、二〇〇九年一月二十二日、中国河北《かほく》省の中級人民法院（地裁）はメラミンを混入した粉ミルクを製造・販売した被告二人に公共安全危害罪で死刑を言い渡したといいます。この事件の被害者の家族らは、粉ミルク製造業の業界団体や関連当局も罰せられるべきであると非難しています。

毒入り餃子事件

二〇〇八年一月、千葉県と兵庫県で、中国産の冷凍餃子《ぎょうざ》を食べた後にめまいや吐き気がするといった食中毒の症状が出て、計九人が入院という事件が起きました。調査すると、この冷凍餃子から有機リン系農薬のメタミドホスが検出されました。製造元の中国の業者に問い合わせても当初は無視の状態でしたが、それから二年も過ぎた二〇一〇年三月、中国から「容疑者逮捕」というニュースが飛び込んできました。

容疑者は、製造元の会社に勤める従業員で、自分が臨時社員で給与が安いことに不満をもち、注射器を使って殺虫剤液を出荷前の冷凍餃子に注入したというのです。その殺虫剤の主成分がメタミドホスでした。メタミドホスは日本ではヒトに対する毒性が高いと判断され、農薬として使うことも許されていません。

メタミドホスは化学兵器のサリンと類似の化学構造を有する有機リン系農薬であり、一九六四年にバイエル社によって開発されました。神経毒作用を示し、神経伝達物質アセチルコリンを分解する酵素であるコリンエステラーゼの活性を阻害します。結果として、アセチルコリンが分解されないために、神経の興奮が続くことになります。

青酸カリウムとドクター・キリコ事件

一九九八年十二月に、ドクター・キリコ事件が起きました。インターネット上で「ドクター・キリコの診察室」というホームペ

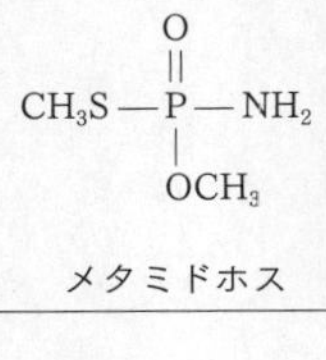

メタミドホス

ージを開設していた札幌市在住の二十七歳の男性から手に入れた青酸カリウムのカプセルを飲んで、東京都在住の二十四歳の女性が死亡したというものです。この女性は知人を通じてこの男性と知り合ったわけですが、実は、この男性は青酸カリウムのカプセルを自殺を助けるためでなく「自殺を思いとどまらせるお守り」として使ってほしいと書いて送ってきました。すなわち、「青酸カリウムの保管委託」という名目で被害者の女性を含む数人に送付し、保管委託契約が終了する五年後には青酸カリウムを男性に返却するという契約内容だったというわけです。

女性は一九九八年十二月十五日に亡くなり、そのことを知ったこの男性も青酸カリウムを服用して自殺します。翌年の二月十二日、警視庁高井戸警察署は男性を自殺幇助《ほうじょ》の疑いで被疑者死亡のまま書類送検しました。

青酸化合物といえば、一九八四年にはグリコ・森永事件が発生しています。グリコの社長の誘拐に始まり、「青酸化合物入りの菓子を並べられたくなかったら、金をよこせ」という内容の脅迫状が菓子会社やマスコミに送られるという奇怪な事件でした。実際に青酸化合物入りの菓子などがマスコミなどに送られたりしましたが、幸いにも、誘拐以外では、被害者が出なかったことは救いでした。警察庁は広域重要指定事件として犯人を追いましたが、二〇〇〇年二月十三日をもって公訴時効が成立、未解決事件となりました。

和歌山毒物カレー事件

一九九八年七月二十五日、後に和歌山毒物カレー事件と呼ばれる凄惨な事件が発生しました。この事件では、和歌山市園部《そのべ》地区で行なわれた夏祭りで、カレーを食べた六七人が腹痛や吐き気などを訴えて病院に搬送され、そのうち四人が亡くなったのです。亡くなったのは、六十四歳と五十四歳の男性、十六歳の女子高校生、そして十歳の男児でした。

当初、警察は吐瀉物《としゃぶつ》から青酸化合物を検出したとして大々的に発表しました（朝日新聞、一九九八年七月二十八日）。しかし、症状が青酸中毒と合致しません。私も、青酸化合物による中毒は急性であることから、中毒者が長い時間、症状が続くのは不思議だと感じていたことを思い出します。結局、警察庁の科学警察研究所があらためて調査し、亜ヒ酸の混入が判明したのです。

一九九八年十月四日、知人男性に対する殺人未遂と保険金詐欺の容疑で、被疑者

H（女性）が逮捕されます。同年十二月九日には、カレーへの亜ヒ酸の混入による殺人と殺人未遂の容疑で再逮捕されました。彼女は一審の和歌山地裁、二審の大阪高裁にて死刑判決を受け、上告していましたが、二〇〇九年四月二十一日に最高裁が上告を棄却し、判決訂正も同年五月十八日付で棄却されたため死刑が確定します。戦後日本では一一人目の女性死刑囚となりました。

亜ヒ酸は水に溶けやすい性質をもち、古くは十五世紀末にボルジア家のカンタレラという毒薬の原料としても用いられたといいます。カンタレラとは、逆さにぶら下げて撲殺《ぼくさつ》した豚の内臓に亜ヒ酸を加えて腐らせたものといわれています。屍体《したい》が腐ると屍毒《しどく》（プトマイン）が生じると考えられていました。すなわち、カンタレラとは亜ヒ酸とプトマインとの混合物ということになります。

この毒は、その量の加減で、じわじわ殺すのも、あっという間に殺すのも自在だったといいますが、結局はカンタレラの作用は亜ヒ酸の作用によるものということで説明できると思います。ヒ素化合物は昔から毒にまつわる事件に使用されてきましたが、その後、鋭敏な検出法が確立されてからは「愚者の毒」と呼ばれるようになったことは先にも述べました。

亜ヒ酸は先に述べた森永ヒ素ミルク事件にも関与し、毒のイメージしかないかもしれませんが、現在、『日本薬局方』に「亜ヒ酸パスタ」の成分として収録されているれっきとした医薬品でもあります。亜ヒ酸パスタはかつて歯科領域で歯髄失活薬、いわゆる神経の働きを止める薬としても使われたことがありました。読者の中にもお世話になった方がいらっしゃるかもしれません。

ブルガリア人作家毒殺事件

ゲオルギー・マルコフ氏（当時四十九歳）はブルガリアからイギリスに亡命してきた小説家です。一九七八年九月七日、マルコフ氏は自分の自動車をロンドンのウォータールー駅のそばに停め、テムズ川の対岸にあるブッシュハウスへ向かうバスを待っていました。ブッシュハウスには、彼の勤務するＢＢＣの海外部門放送局があります。

バス停にこうもり傘をもった二人連れの男が通りかかり、マルコフ氏とすれ違います。そのとき、傘の先端が彼のふとももに当たります。男は丁寧に詫《わ》びて立ち去りました。その日の晩から、マルコフ氏は気分が悪くなりました。激しい吐き気と高熱に苦しみ、翌日には入院。検査したところ、傘の当たった部分が炎症を起こしており、リンパ腺が腫れています。二日目には血圧が下がり、三日目には尿が出なくなり、その翌日には血を吐いて亡くなってしまいます。

マルコフ氏の傷口から直径一・五ミリの金属球が取り出されました。こうもり傘には空気銃かガス銃のようなものが仕掛けられ、そこから金属球を発射したのでしょう。撃ち込まれた球は九〇％のプラチナと一〇％のイリジウムの合金で、そこに直径〇・四ミリの二つの穴が開いており、その穴に毒が入れられていたのでした。

この金属球の中に仕込まれていたのは、トウダイグサ科のトウゴマ（ヒマ）の種子から得られる毒性の強いタンパク質、リシンでした。リシンは、肝臓や膵臓《すいぞう》に集まり、細胞を壊しますが、その作用はしばらくしてから出てくるのです。リシンは国によっては、化学兵器に指定されている化合物です。

酢酸タリウムとアジ化ナトリウムによる事件

福岡大学病院で臨床検査技師八人が、タリウム中毒にかかる事件がありました。タリウムが混入されていたのは休憩室の砂糖壺《つぼ》と判明し、中毒を起こした人はコーヒーを飲んでいました。そのうちの一人は、一九七九年七月、同年十二月、そして一九八一年七月と都合三回にわたってタリウム中毒にかかり、髪の毛が抜け落ちたり、体中に痛みが走って入院します。

捜査が難航する中、同僚の技師（男性、当時三十三歳）が「私は犯人を知っている。もっと早くだれかに伝えていれば、こんなことにはならなかった。しかし、とめようとしたが、とめられなかった。私がいわなかったばかりに世間を騒がすことになり、すみません。死んでおわびします。自首してください」という内容の遺書を残して自殺します。結局、捜査は打ち切られ、犯人不詳のままで福岡地裁に書類送検されます。

一方、一九九一年には東京大学医学部付属動物実験施設の技官（男性、当時三十八歳）が、「同僚に毒を盛られたかもしれない」とつぶやきながら死亡しました。彼は、前年の一九九〇年十二月十三日、全身が痛み、手足がしびれて、脱毛症状も見られたため、入院しましたが、年が明けても容態は悪化する一方で、結局、二月十四日午後六時に息を引き取ります。この技官の最後のつぶやきを重く見た担当医は警察に通報し、遺体が司法解剖された結果、臓器から酢酸タリウムが検出されました。

毒殺事件として捜査の結果、一九九三年七月二十二日、この技官と日頃から仲の悪かった同僚の技官（男性、当時四十四歳）が殺人容疑で逮捕されました。この技官は犯行を認めます。殺害の動機は、殺された技官が朝の挨拶もしないほど無愛想な上、職場を連絡所にして中古車のブローカーをやっていたことなどに対する自分の注意を無視し、馬鹿にしたからというものでした。二〇〇〇年六月八日、最高裁は一審の懲役十一年を支持し、刑が確定します。

なお、タリウム中毒を扱ったミステリー小説としては、アガサ・クリスティーの『蒼《あお》ざめた馬』（高橋恭美子訳）が有名です。

一方、一九九八年の夏から秋にかけて、新潟・三重・愛知県、および京都府において、ポットの湯などにアジ化ナトリウム（NaN_3、別名ナトリウムアジド）が混入される事件が相次ぎます。この一連の事件を機に、一九九八年十二月二十四日の「毒物及び劇物指定令の一部を改正する政令」が制定され、アジ化ナトリウムは毒物に指定されました。アジ化ナトリウムは検体の防腐剤に使われているので、医療現場などでは身近な化合物です。なお、かつてアジ化ナトリウムはエアバッグのガス発生剤にも使われましたが、日本では人体や環境への配慮から二〇〇〇年以降はこの目的では使われていません。

アジ化ナトリウムを摂取すると、動悸・息切れ・めまい・倦怠感・吐き気・嘔吐・頭痛などの兆候を示します。また大量に摂取すると、けいれん・血圧降下・意識不明・呼吸不全などを引き起こして死に至ることもあります。

現在、アジ化ナトリウムの中毒症状に対する根本的な治療方法は確立されておらず、対症療法のみで対応するしかありません。そして、アジ化ナトリウム中毒から回復しても、脳などに深刻な後遺症が残る場合もあるといいます。

ポロニウムによる暗殺

亡命ロシア人で、ソ連時代はＫＧＢ（国家保安委員会）の幹部であったアレクサンドル・リトヴィネンコ（一九六二〜二〇〇六）氏が暗殺されました。彼は二〇〇六年十一月一日、ロンドンの寿司バーでロシアからやってきた三人の男と昼食をとっていました。そのとき、三人の男のうちのだれかがリトヴィネンコ氏が飲んでいた緑茶の中にポロニウム２１０を投入したと推測されます。

暗殺に使われる毒には各種ありますが、ここで使われたのは放射性物質であり、しかも天然のものではなく、原子炉で人工的につくられたものです。そのことの説明の前に、一体、リトヴィネンコ氏はだれに命を狙われていたのでしょうか。

一九九一年のソ連の崩壊後、KGBはFSB（ロシア連邦保安庁）に組織替えしますが、リトヴィネンコ氏は幹部の一部が犯罪行為に関与していると告発しました。このときから、リトヴィネンコ氏は「望ましからぬ人物」とされ、脅迫を受けたり、投獄されたりします。二〇〇〇年十一月、リトヴィネンコ氏は家族と一緒に休暇旅行のためトルコに出国、その帰途ロンドンでイギリスに亡命します。かつてのKGB長官であったウラジーミル・プーチン（一九五二〜）は二〇〇〇年三月にロシアの大統領に就任していました。

やがてイギリスで市民権を受けたリトヴィネンコ氏は「一九九九年にロシア国内三都市で発生し、三〇〇人近い犠牲を出したロシア高層アパート連続爆破事件は、チェチェン独立派武装勢力のテロといわれたが、実は第二次チェチェン侵攻の口実を得ようとしたプーチンを権力の座に押し上げるため、FSBが仕組んだ偽装テロだった」と書くなど、アンチ・プーチンの姿勢を明確に示し始めます。

リトヴィネンコ氏が寿司バーを出た後の足取りを追ってみます。ホテルで別の友人二人と会い、その後、家にもどり、具合が悪くなり、緊急入院します。その際、本人は「毒を盛られた」と訴えていたといいます。激しい嘔吐を繰り返し、髪の毛は抜け、衰弱し、昏睡状態におちいります。放射線障害に特有の症状でした。十一月二十三日午後九時に亡くなり、尿からポロニウムが検出されて体内被曝による死と判断されました。

調べたところ、寿司バーからポロニウムが検出されました。彼の死の数時間後に、彼の遺言書がメディアに公開されました。この中で、自分はロシア大統領によって殺害されたと告発し、プーチンとＦＳＢとが責を負うべきと非難しています。

この項のおわりに、ポロニウムの毒性についてまとめておきましょう。この元素の発見者はかのキュリー夫妻です。キュリー夫人の母国ポーランドにちなんで、ポロニウムという名前がつけられました。金属光沢をもつ柔らかい金属で、現在は原子炉で核反応によってつくられます。人への致死量は一〇マイクログラム。リトヴィネンコ氏の殺害に使用されたポロニウムの調製には原子炉が必要になることから、個人で手に入れることはまず不可能で、その背景には大きな組織があると考えるべきでしょう。

ポロニウム210は強力なアルファ線を放出し続けます。半減期は百三十八日と短く、毒性がきわめて強いものです。アルファ線は、生体細胞中に取り込まれると細胞内の重要な生命機構などを容易に破壊します。免疫機能も破壊し、白血球数も急激に低下してしまいます。

オウム真理教の犯罪

宗教団体のオウム真理教には炭疽菌を培養して、それを生物兵器として使用する計画があったようです。教団代表の麻原彰晃《あさはらしょうこう》（本名松本智津夫《ちづお》、一九五五〜二〇一八）の指示により、一九九三年六月二十八日と同年七月二日には東京都江東区亀戸《かめいど》の新教団本部屋上に設置した装置で、外部に向けて培養していた炭疽菌のエアロゾルを撒布《さんぷ》しました。幸いなことに炭疽菌による感染者は出ませんでしたが、付近に悪臭を放ったために大騒動となります。この教団はそれ以前の一九九〇年四月にも都内でボツリヌス菌の大量撒布を実行しようとしましたが未遂に終わるなど、生物兵器の出来がよくなかったこともあり、以後、サリンなどの化学兵器に走ります。

炭疽菌は地球上に広く存在し、非常に手に入りやすく、また、芽胞として長期間生存し、芽胞となっていてまだ発芽しないうちは、各種の薬品や紫外線にも強いという性質があります。そして、なんらかの方法で芽胞が人の体内に侵入すると発芽し、栄養型として体内で急速に増殖し、いわゆる炭疽を発病するのです。

二〇〇一年九月十一日のあの同時多発テロ事件の直後の米国において、今度は炭疽菌が郵送されるというバイオテロが勃発し、死者も出ました。この事件は「アメリカ炭疽菌事件」と呼ばれます。

まず、二〇〇一年九月十八日付の消印のある、炭疽菌入りの封筒が米国のテレビ局三社や出版社二社に送られます。そして、炭疽の最初の発症例は二〇〇一年九月二十七日でした。一方、同年十月九日付の消印のある炭疽菌入りの封筒が上院議員二人に対して送られます。この一連の事件ではこれらの手紙に接触した少なくとも二二人が感染症を発症し、五人が肺炭疽を発症して死亡しました。

一九九四年六月二十七日、松本サリン事件（警察庁における事件の正式名称は松本市内における毒物使用多数殺人事件）が起きます。また、一九九五年三月二十日には地下鉄サリン事件（警察庁による事件の正式名称は、地下鉄駅構内毒物使用多数殺人事件）と名づけられた事件も起きました。いずれも化学兵器のサリンが使用された前代未聞の事件であり、オウム真理教が引き起こした事件でした。

サリンは先に説明したように、化学兵器として農薬の研究から発展して開発された化合物です。前者の事件では八名の、そして後者では一三名の尊い命が奪われました。さらに、前者では六六〇名、後者では六千余名もの重軽傷者も出ています。この中には、非常に重い障害を負ってしまった人や、たとえ軽傷と診断されても、PTSD（心的外傷後ストレス障害）によって、電車に乗ることや外出さえも困難な状態に陥って日常生活が送れなくなっている人も多いのです。地下鉄サリン事件においては、化学兵器として開発されたサリンが初めて大都市の都心でのテロに用いられたということで、毒の歴史上、特筆すべき事件ともなりました。

第7章

麻薬と関連物質

麻薬や覚醒剤は、一般には、直接死に至る性質の毒性をもつわけではありませんが、使用者の精神を狂わせてしまう性質もあることから、毒に入れていいと思います。

麻薬や覚醒剤、大麻といった言葉の響きにはよからぬイメージが先行しますが、実はいずれの言葉にも本来悪い意味はありません。麻薬の語源は単に「麻酔性と習慣性のある薬物」ですし、覚醒剤は「眠気を防ぎ、しゃきっと覚醒させる薬物」です。また、大麻という言葉もアサという植物を「黄麻《こうま》（ジュート）」や「胡麻《ごま》」などと区別するのに使う言葉で、すなわち繊維における麻と同じ意味でしかないのです。

確かに、これらの薬物の直接の影響で命を落とすことは多くないようですが、自前の脳内の神経伝達物質ではなく、外部から導入した薬物のコントロール下に自らを置くことになるので、その時点で、その薬物の支配下にあることになります。いわば、薬物に魂を預けることになるわけです。使い方にもよりますが、誤った使い方をされた場合には社会に対する毒といえるかもしれません。なお、麻薬や覚醒剤、大麻などをひっくるめて「麻薬」と呼ぶこともあります。

麻薬は存在するだけでは麻薬ではなく、単なる「もの」です。そこにヒトが関与して、その「もの」は、はじめて麻薬となります。しかし、ある生物活性物質が、ヒトとの関わりにより、場合によって「毒」になったり「薬」になったりするのとは異なり、「麻薬」と指定されたものは、すでに法律的につけられた符牒です。すなわち、モルヒネは量や使い方に関わりなく麻薬です。麻薬という言葉は当初、実際的な作用から命名されましたが、現実には法律的な意味合いでの命名に変わってきています。こうした点で「毒」や「薬」とはかなり異なるものになっていることも認識していただきたいと思います。

ところで、ドーピングはどう考えればよいのでしょうか。もちろん麻薬や関連の規制薬物を使用した場合にはこの章で扱う対象となりますが、それ以外のドーピング剤もあります。ただ、ドーピングも体や精神を薬物で変化させようという意識で行なっているのだとすれば、この章で扱ってもそう不自然ではないでしょう。ドーピングによって体調をおかしくしたり、死に至った例も見られるからです。使用した人は当初は死に至る可能性まで意識しないで使ったのでしょうが、結果として毒をあおって亡くなってしまったことと同じような事例もあります。ドーピングも毒にまつわる話として語ってみるべきと思い、取り上げた次第です。

麻薬とは何か

実は「麻薬」という言葉ができたのはそう古いことではありません。それは一九三〇年（昭和五年）のことで、内務省令麻薬取締規則制定の際に決められました。その際、「麻薬」という語のほかの候補としては、「危険薬品」や「麻酔薬」、「阿片類似薬品」などの語もあげられたといいます（久万楽也『麻薬物語』、一九六〇年、二三五頁）。

麻薬とは何かを説明することはとても難しいことです。麻薬とは当初の定義では「微量で麻酔・鎮痛作用を有し、耽溺《たんでき》性を示して、使用を中止すると激しい禁断症状を起こし、かつ乱用のおそれのある薬物」のことでした。このとき、こういう性質をもつ薬物を「麻薬」と総称したのですが、実際には、麻酔や鎮痛作用とは全く関係のないLSDやMDMA、メスカリンも、現在は麻薬に入っているのです。

そして、麻薬や覚醒剤、大麻といった区別は全く法律的なもので、科学的な根拠はないと思っていただいて結構です。また、これらは法律的にも複雑にからみあっ

主な麻薬および関連薬物の性質

	身体的依存性	精神的依存性	耐性獲得性
モルヒネ類	＋＋＋	＋＋＋	＋＋＋
コカイン	−	＋＋＋	＋
LSD	−	＋	＋
覚醒剤	−	＋＋＋	＋
大麻	−	＋	−
バルビタール類	＋＋	＋＋	＋＋
シンナー類	＋？	＋	＋？
アルコール	＋＋	＋＋	＋＋
ニコチン	±	＋＋	＋＋

モルヒネ類にはアヘンやヘロインを含む。石郷岡純（1998）などを参考に作成。

ていますが、そのあたりの詳しいいきさつは拙著の『〈麻薬〉のすべて』（講談社現代新書）にゆずります。おおまかにいうと、何らかの向精神作用をもち、社会問題をひきおこす可能性のある薬物、という理解でいいかと思います。英語圏ではこれらを総称して「ドラッグ」とも称しています。実はこう定義すると、お酒すらも麻薬の範《はん》疇《ちゅう》に入ってしまいそうですが、まずはこうした「くくり」で一度、とらえていただければと思います。この領域で今とくに問題になっているのは、ヘロイン、コカイン、覚醒剤、ＬＳＤ、大麻、ＰＣＰなどです。その精神的、肉体的依存性の強さと耐性（だんだんとその薬物を欲する量が増えていく）を表で示します。

日本の現行法では、これらの薬物については、主に「麻薬及び向精神薬取締法」、「あへん法」、「覚せい剤取締法」、「大麻取締法」、および「国際的な協力の下に規制薬物に係る不正行為を助長する行為等の防止を図るための麻薬及び向精神薬取締法等の特例等に関する法律」の五つの法律（薬物五法）で取り締まられています。最後にあげた法律の名称はこのままではあまりにも長いので、「麻薬特例法」と略称されることが多いです。なお、この「麻薬特例法」を除いて薬物四法と呼ぶこともあります。

「麻薬特例法」は、一九九一年に公布され、一九九二年七月から施行されたもので、泳がせ捜査（コントロールド・デリバリー捜査）や、金融機関等による疑わしい取引の届け出、不法収益の没収・追徴などが規定されています。この法律が施行されたことによって、麻薬取締官が新たな捜査手段を得たほか、暴力団など組織的に薬物の密売を行なっているものに重罰を科すことができるようになり、また、その薬物犯罪によって得た収益を没収あるいは追徴できるようになりました（浦山隆雄「ファルマシア」、二〇〇八年、一一八三頁）。

薬物四法による犯罪は、殺人や強盗、傷害などの刑法犯とは別に、道路交通法違反や入管法違反、銃刀法違反、公職選挙法違反などとともに特別法犯に分類されます。二〇〇八年のデータによれば、特別法犯の中で圧倒的に多いのは道路交通法違反であり、その八割強を占めますが、次に多いのは覚せい剤取締法違反（約三％）です。

アヘンとアヘン戦争、モルヒネ、ヘロイン

ケシ（口絵23〜26）の大きな美しい花が咲いたのちに、花びらが落ち、果実が大きくなります。これをケシ坊主といいますが、ケシ坊主の表面に浅く傷をつけてしみだしてくる乳液を集めて固めたものをアヘン（阿片）といいます。

アヘンが中国に伝わったのは十三世紀の前半ですが、その利用はいったんとだえ、再び利用されるようになったのは十六世紀になってからのことでした。その利用法は主に下痢の治療にあり、使用量はそう多くはありませんでした。ところが、中国清朝時代（一六一六〜一九一二）の十八世紀後半から十九世紀の前半にかけて、中国はイギリスからインド産のアヘンを輸入して、その「吸引」が中国全土に広がっていきます。

十九世紀、清国は、長崎の出島のように広州に限って欧米と貿易を行なってお

り、イギリスはそこから紅茶の茶葉や陶磁器、絹織物などを大量に輸入しています。ところが、中国に輸出するものがなく、貿易赤字は膨らむ一方で、貴重な銀が中国に流れるばかりでした。当時、イギリスはインドでケシの栽培とアヘンの製造に成功していたので、植民地のインドにアヘンをつくらせ、それを清国に輸出しました。
インドのベンガル政府の疲弊した財政にとってもアヘンによる収入は命の綱ともいうべきものでした。一方、イギリスはインドから綿花を輸入し綿織物を輸出します。ここに、「三角貿易」が成立します。結局、清国はアヘンの代価を茶葉などの輸出のみではまかなえず、大量の銀が流出していきます。また、アヘンの蔓延が清国の疲弊につながっていきました。

三角貿易

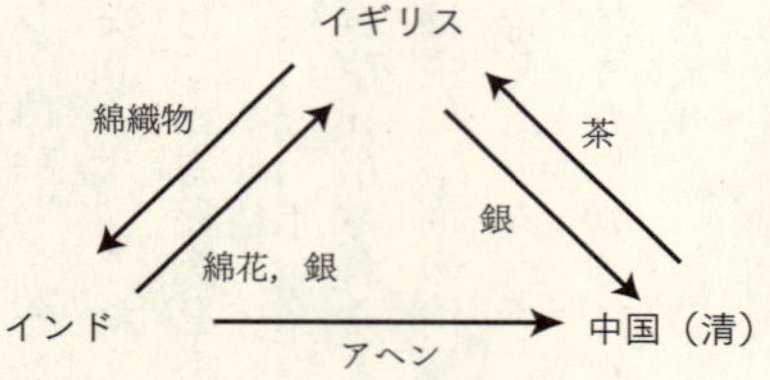

清朝の官吏、林則徐《りんそくじょ》（一七八五〜一八五〇）は、多くの中国人がアヘン中毒におちいっていることを憂え、イギリス商人からアヘン一四二五トンを没収して処分し

ます。その報復としてイギリスが中国を攻めたのがアヘン戦争（第一次アヘン戦争ともいう／一八四〇～一八四二）の始まりでした。一八四一年一月には広東攻撃も始まります。一九九七年に中国に返還された香港は、中国のアヘン戦争敗北による南京条約（一八四二年八月二十九日）の結果、イギリスに割譲されたものでした。

その後、香港はアヘン密貿易の拠点となり、インドでのアヘンの生産量も増え続けます。そして、イギリスにおいては、アヘンの中国への輸入を認めさせようとして中国を説得する努力が続けられます。密貿易はさらに盛んとなり、清国の役人がイギリス船籍を名乗る船「アロー号」にいた中国人を海賊嫌疑で逮捕した事件をきっかけに、イギリスはフランスと組んで「第二次アヘン戦争（一八五六～一八六〇）」を起こします。清国は後退につぐ後退を余儀なくされ、五八年の「天津条約」、六〇年の「北京条約」で戦争は終結し、その結果、アヘンは堂々と中国へ輸入できるようになりました。イギリスはアヘン貿易を認めさせることに成功したのです。

その後、中国は再びアヘンに汚染されることになりました。次にアヘンを持ち込んだのは日本でした。すなわち、旧大日本帝国は一九三二年、中国の東北地域に満州国を建国し、一九三七年七月七日の盧溝橋《ろこうきょう》事件《じけん》を契機に勃発した日中戦争を維持する戦費獲得のために中国にアヘンを持ち込んだのです。結局、その後、一九四一年十二月八日には太平洋戦争へと発展します。

日本はすでに満州事変（一九三一年）の時期に、満州と華北を主な舞台として、アヘンやヘロインによって中国を大規模に汚染していたようです（江口圭一『日中アヘン戦争』、一九八八年、五五頁）。関東軍は満州で極秘にケシを栽培し、アヘン生産もしていたといいます。

実は、満州国皇帝溥儀《ふぎ》（一九〇六～一九六七）の皇后の婉容《えんよう》（またはワンロン、一九〇六～一九四六）はひどいアヘンの依存症に陥っていたようです。溥儀の弟の溥傑《ふけつ》（一九〇七～一九九四）に日本の嵯峨家から嫁いだ愛新覚羅《あいしんかくら》浩《ひろ》（本名は嵯峨浩、一九一四～一九八七）の自伝によれば、一九四六年四月、浩とともに留置場に入れられた婉容は、アヘンの供給を断たれます。そのためアヘンの禁断症状により、「皇后は終日、狂気のように叫んだり、呻《うめ》いたりしながら、板敷きの上を転げまわり、目を剥いて苦悶なさるようになりました」（愛新覚羅浩『流転の王妃の昭和史』、一九九二年、一六五頁）とあります。

当時の日本は、アヘンの中国大陸への持ち込みによって莫大な利益を得、この利益は関東軍の中国侵略戦争の資金となりました。そこで日中戦争のことを「日中アヘン戦争」あるいは「二十世紀のアヘン戦争」と呼ぶ人もいます。

よく「毒を以《もっ》て毒を制す」という言葉が使われますが、この言葉の語源は満州におけるアヘンにあったといいます。もっといえば、日本のアヘン政策です。一九三〇年代の終わりには、中国人の一〇％（約四〇〇〇万人）がアヘン常用者だったと推定されています。また、中国におけるアヘンの国内生産と輸入は一九四九年、四年間の激しい内戦のあげく国民党軍が共産党軍に敗れるまで続きました。一九五〇年二月、共産党政府はケシの栽培とアヘンそのほかのすべての麻薬の生産・輸入・販売を禁じました。そして、一九六〇年には中国はアヘン常用からようやくほぼ解放されたのです。

アヘンを精製して得られる主成分がモルヒネです。一八〇五年、ドイツのゼルチュルネル（一七八三～一八四一）によりアヘンからのモルヒネの精製が報告されました。十

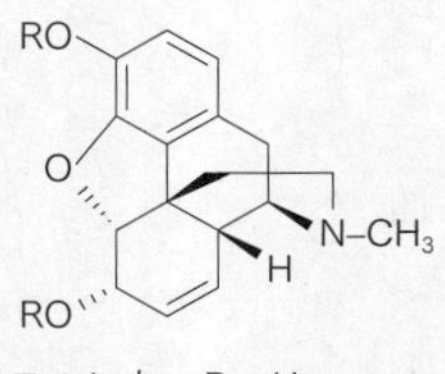

モルヒネ　R = H
ヘロイン　R = $COCH_3$

九世紀の中頃になると注射器が発明されたことにより、クリミア戦争やアメリカの南北戦争、普仏戦争（独仏戦争）などにおいて、外科治療にあたった医師たちが、無警戒にモルヒネ注射を行ないます。その結果、戦傷者に多くのモルヒネ依存者が出て、モルヒネ依存症は「兵隊病」とも呼ばれました。

さらに、モルヒネの化学変換（アセチル化）によって得られたのがヘロインです。ヘロインはモルヒネよりもはるかに容易に「血液－脳関門」を通って脳に達し、精神的依存性・身体的依存性ともにきわめて高い麻薬です。日本ではあまり騒がれていませんが、国際的に見ると、ヘロインは大きな社会問題となっている麻薬です。

コカイン――「ツブレ」の恐怖

一九九一年、当時の著名な俳優の勝新太郎（一九三一～一九九七）が旅行先のハワイで、コカインをパンツの中に隠しもっていたとして逮捕されます。その後、一九九三年には、当時、大手出版社の角川書店の社長であった角川春樹（一九四二～）が、コカインの密輸と使用で逮捕、後に起訴され、懲役四年の実刑判決が下された事件を記憶されている方もおられるでしょう。さらに、二〇一〇年の九月には、かつてのシャネルズ（後のラッツ&スター）のメンバーの一人として活躍した田代《たしろ》まさし（一九五六〜）が、横浜市の駐車場でポリ袋に入れたコカインを所持していたことから逮捕されます。同じ車に乗っていた女性も覚醒剤所持で逮捕されました。そして二〇一九年三月には、ミュージシャンで俳優のピエール瀧（一九六七〜）もコカイン使用により逮捕されました。

コカインはコカノキ（コカノキ科）の葉から得られるアルカロイドです。南米のボリビアでは今日でもコカノキが合法的に栽培され（口絵27）、また、コカの葉が合法的に売買されています。現地では疲労回復や、高山病などによく効くとしてコカの葉をそのまま食べたり、お茶として飲んだりすることが伝統的に行なわれています。

二四七頁写真はボリビアの鉱山労働者が手に持っている

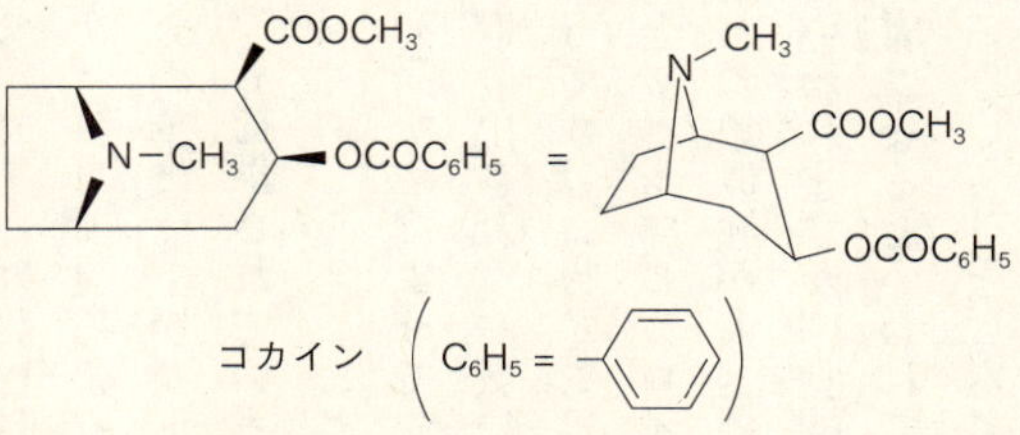

コカイン

コカの葉です(口絵28も、写真提供:ボリビア在住・小森ウゴ氏)。皿に載っている棒状のものはレピアという植物の灰を水で練り固めたもので、コカの葉と一緒に口に含んで噛《か》むのだとか。特にコカの摂取とは関係なさそうですが、写真で見るように、この際には、紙巻きタバコも一緒に売られるようです。コカの葉はマーケットで普通に販売されていますし、コカ葉のお茶は一般のホテルでも提供されています。

コカノキがコカ葉として現地で使用されていたうちは問題がなかったようですが、コカ葉から主成分であるアルカロイドのコカインが純粋に取り出され、一気に大量に服用されるようになってから種々の問題が起きてきたようです。コカインは古くから代表的な麻薬のひとつですが、作用におけるコカインとアヘンアルカロイド系の麻薬との共通性はとぼしく、むしろ、コカインは覚醒剤との類似性が大きいといいます。コカインの身体的依存性は低いか、またはないといわれますが、覚醒剤同様、精神的依存性はとても高く、一度摂取しただけでその虜《とりこ》になるといわれています。つまり、あっという間にコカイン依存という地獄に陥るということになります。また、耐性も生じるため、摂取する量がどんどん増加していく性質もあります。

コカインの別名をコークや、クラック、ロックなどといいます。クラックあるいはロックは、コカイン塩酸塩に水と重曹（炭酸水素ナトリウム）を加えて加熱した後に生じる、油状のコカイン遊離塩基（塩酸塩になっていないもの）が冷えることによって固体となったものをいいます。これをパイプにつめて吸煙して使用されます。

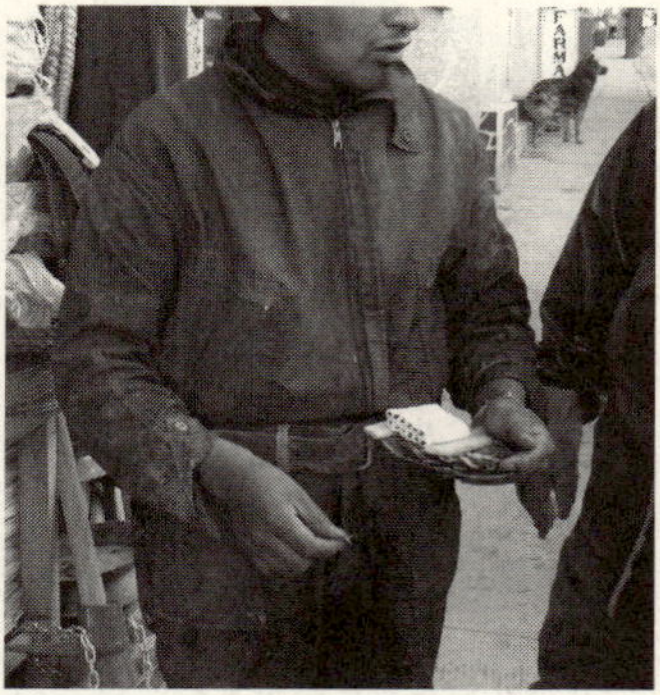

コカインの使用には、注射よりも、次のような吸引方法がとられます。すなわち、コカイン塩酸塩の結晶をつやのある平面（鏡や大理石のテーブル）に載せ、カミソリなどで細かく砕いた後、生じたパウダーを筋状に並べ、この筋をストローや丸めた紙幣などを使って鼻で吸い込むのです。このようなシーンを、映画などで見られた方も多いと思います。

コカインは体の中で速やかに分解され、その作用のピークは十五～三十分くらいです。コカインの服用はまず強烈な「ハイ」（精神興奮、爽快感、興奮）の状態となり、ついで深いうつ状態に陥ります。このとき、さらにコカインを欲するようになるために、依存性が生じやすいのです。コカインには覚醒剤と同じような昂揚《こうよう》作用がありますが、コカインは多幸感をともなった、より強力な作用を示します。その反動として、薬物が切れると、重い抑うつ、無力状態、俗にいう「ツブレ」が起きるのです。

また、長期間、鼻から吸う方法、すなわち鼻腔内使用をしていると、組織壊死と鼻中隔の穿孔《せんこう》を引き起こすといいます。鼻中隔に開いた穴が小さいあいだは、呼吸をするとヒューヒューと音がするといいます。

ペルーのインディオたちは、乾燥コカ葉を噛みますが、その量はコカインに換算すると一日に約四五ミリグラム程度だそうです。ちなみに、コカイン常用者の通常の一回の服用量は一五～三〇ミリグラムですが、この服用を一日に何回も繰り返すので、その服用量はかなりのものになると思われます。コカインの致死量は諸説ありますが、約一二〇〇ミリグラム程度といわれます。しかし、一〇〇～三〇〇ミリグラムで死亡した例もあるといいます。

コカインの慢性中毒症状はモルヒネのそれに似ていて、消化管障害、不眠、幻覚、精神障害などですが、モルヒネよりも脱力、衰弱、やせ症、虚脱などの身体的消耗が著明といわれます。またコカイン幻覚症が現れる点がモルヒネと異なります。すなわち、コカインによって、昆虫などが見えるという幻視、それらが身体を這《は》いまわるという体感的幻覚が生じ、不安や、ついには、被害妄想や追跡妄想を生じることもあります。モルヒネのように催眠状態には入らず、興奮して狂暴となるので危険です。

LSD――どのような幻覚が生まれるのか

元ハーバード大学教授のティモシー・リア

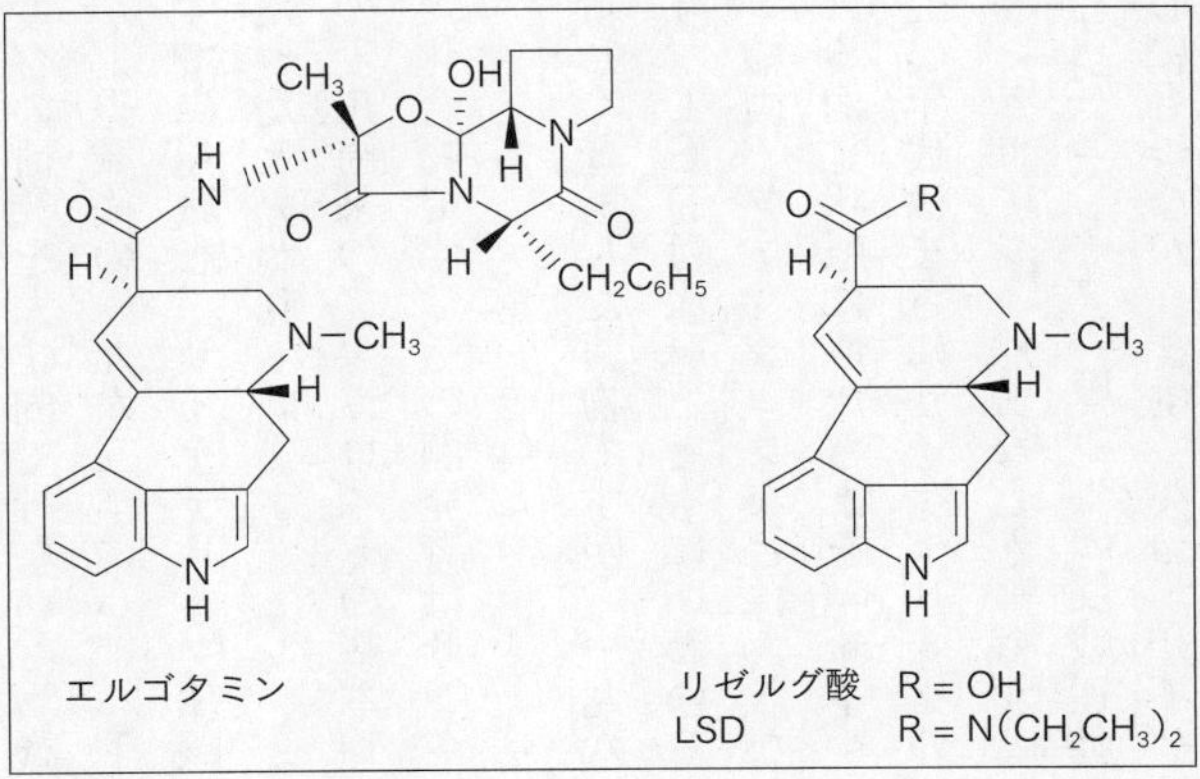

リーは一九六〇年代はじめにＬＳＤによる人格変容の研究を大学内で行ない、物議をかもします。まもなく、彼は大学を去りますが、退職後の一九六三年にハーバード大学から解雇の通知が届きます。この措置はすでに退職し、サイケデリック体験の伝道師となったリアリーの信頼を落とすためだったといわれています。

　ＬＳＤはイネ科植物の穂に寄生した子嚢菌《しのうきん》類の麦角《ばっかく》由来のアルカロイドの基本骨格であるリゼルグ酸に化学変換を加えて生成した化合物です。その開発者はサンド社のＡ・ホフマン（九七頁）でした。

　ＬＳＤの誕生は一九四三年ですから、かなり新しく登場した薬物ですが、一九六〇年代後半には欧米を中心に爆発的に広まります。ＬＳＤは大麻とともにいわゆるヒッピームーブメントを生み出し、音楽や文学、絵画、ファッションなどに大きな影響を与えました。幻覚剤によって引き起こされる幻覚状態に似たさまを「サイケデリック」といいますが、一九六〇年代〜一九七〇年代はまさにサイケデリックの全盛時代であり、サイケデリックな極彩色の絵や、デザイン、服飾などが隆盛する一時代を成したといえるでしょう。この動きはまた、ベトナム戦争への反戦運動や、東洋哲学、精神世界、環境問題などへの関心にもつながります。なお、サイケデリックという言葉は、「魂を見る」といった意味であり、別に悪い意味はありません。

ＬＳＤは日本では一九七〇年になって麻薬に指定されましたが、麻薬に指定される以前に、毒の民俗学的な研究をしていた石川元助（一九一三〜一九八一）が、自らＬＳＤを行きつけの喫茶店で服用したあとの経過を記録した文章があります（石川元助『毒薬』、一九六五年、二〇七頁）。記述には若干のフィクションも含まれるといわれますが、ＬＳＤ服用経験者による具体的な幻覚の様子がうかがわれる貴重な記録であり、ここにその一部を再録させていただきます。

「私は、あたりを見回してそっと、内ポケットの奥深くしのばせていた一本の小さなアンプルを取り出した。（中略）淡い光でレッテルを見ると〝Delysid. 1 ml. Contains 0.1 mg〟（デリシッド一ミリリットル／〇・一ミリグラム＝一〇〇マイクログラムのＬＳＤ含有、船山による註）と読める。（中略）中の液体を一気に飲みほした。そのとき、ふと腕時計を見ると、午後三時をちょっと過ぎていた。三〇分くらいたったころ、目がうるんでくるのをおぼえた。（中略）天井を見上げると、いつも見慣れた格天井に色がついている。色は紫色になったり、黄色になったり、ピンクになったり、舞台のスポットのように流れる。（中略）コーヒースプーンがいきなり巨大なイモムシに見えてくる。窓ぎわには、ピンク色の大猿がいまにも飛びかかろうとしているではないか。私は思わずわっと大声を出した。周囲の人々が変な顔してみているのがよくわかる。（中略）豊満なクレオパトラの艶姿が私に迫ってくる。時間と空間が断絶し、もつれあう。ふいにこちらを見ていた男の顔が能面のようにこわばり、不気味に色づき、両眼が離れ、片目になる。と見るまに鼻がぐっと伸び天狗鼻に変る。どうしたことか、その隣のお嬢さんは唇だけで顔がない。（中略）人々の話し声が、音楽のように、リズミカルに、メロディックに、遠くなり、近くなりする。（中略）あっ！　私の片腕が無くなっている。（中略）おや！　こんどは足が

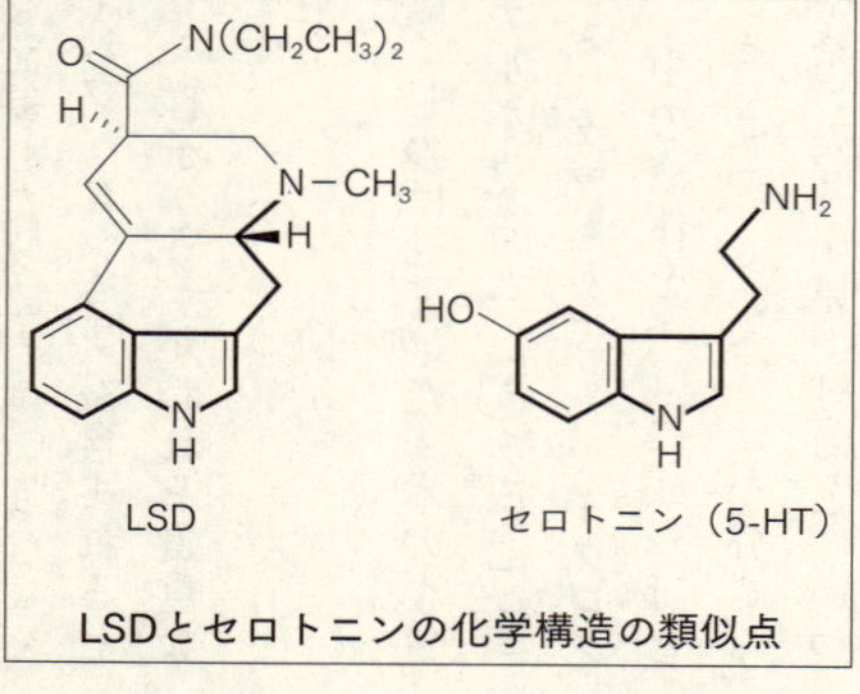

LSDとセロトニンの化学構造の類似点

変だ、全く自覚症状がない。それなのに足がぐんぐん長く伸び出すのだ。（中略）不安がつのってくる。（中略）『モシモシ、お客様、閉店でございますよ』とゆり動かされた。（中略）腕時計は午後十一時を指している」

ＬＳＤは極少量の服用で幻覚を引き起こすため、現在は紙にしみ込ませたものが闇で取引されているといいます。たとえば一枚の便箋大の紙にＬＳＤをしみ込ませたら、その量は三〇〇人以上の人に作用を引き起こすのに十分な量なのです。人工の楽園がわずかな量のＬＳＤでもたらされることになりますが、ＬＳＤは幻覚薬とみなされています。幻覚薬ということは、一時的な精神障害を引き起こす薬物ということです。そして、人工の楽園とはいうものの、逆の人工の地獄といってもいい状況にも遭遇するようです。

ＬＳＤのもたらす色彩や音に対する特異な感覚異常を引き起こす性質は芸術家にもてはやされた時期がありましたが、所詮、人工的なもので、真の自己から発した芸術でなかったことは確かです。なお、ＬＳＤの作用発現は、その化学構造の一部が脳内伝達物質であるセロトニン（5-ＨＴ）に似ているためと考えられていますが、詳細は不明です。

メスカリン――メキシコの宗教儀式で使用された

オウム真理教は一九九〇年代にメスカリンを化学合成し、信者のマインドコントロールに使ったといわれます。そして、実際にメスカリン三キログラムが教団施設内で押収されました（平成八年『警察白書』第1章第2節オウム真理教の組織犯罪活動等の実態より）。メスカリンは比較的化学構造の単純なアルカロイドであり、一九一九年にはすでに化学合成されています。

メスカリンは日本の園芸愛好家の間では「烏羽《うば》玉《たま》」と呼ばれている、メキシコから米国南部に自生するサボテンの仲間より得られるアルカロイド

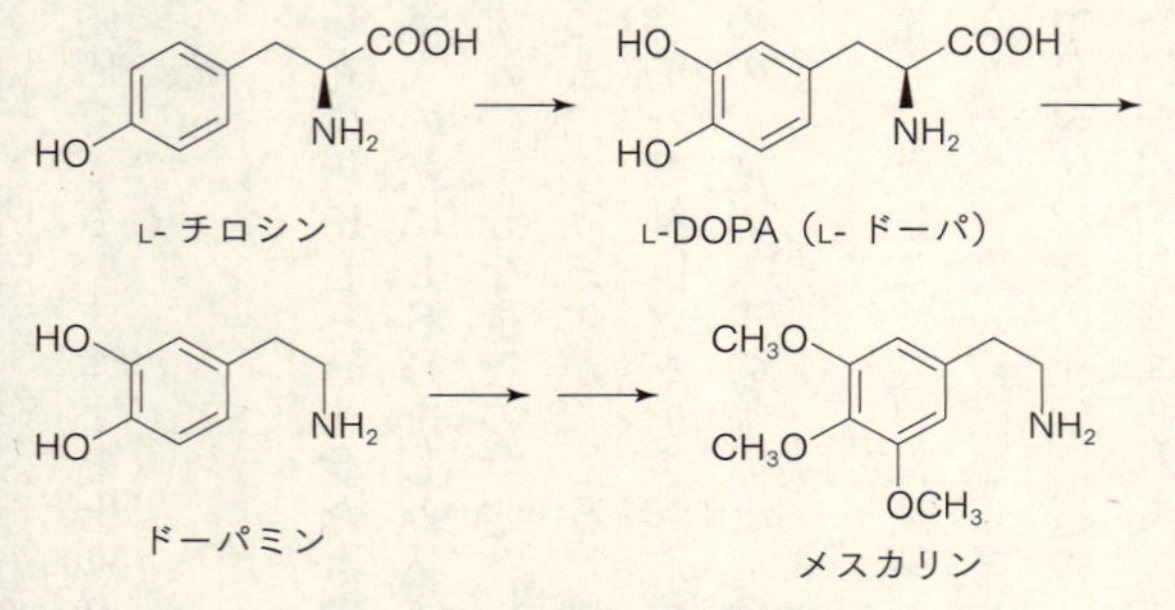

メスカリンの推定生合成経路

です。このサボテンはもともとメキシコの先住民が宗教儀式の際に使っていました。メスカリンには幻覚作用のあることが知られていますが、その活性を生じさせるには中毒になる分量に近い量とらないといけないといわれます。吐き気などの不快な作用も強く、そう好んで服用できるものではなさそうです。メスカリンは麻薬として、「麻薬及び向精神薬取締法」で規制されています。

メスカリンは、L-チロシンをその起源とし、L-ドーパを前駆体として生合成されます。メスカリン生合成の前駆物質からも類推できるように、メスカリンは私たちの体内に存在するドーパミンや、アドレナリン、ノルアドレナリンなどの、神経伝達物質あるいは生体アミンと称される一群のアルカロイド類にその化学構造が類似しています。なお、いわゆるパーキンソン病の運動症状は脳内のドーパミンの減少で出現するとみられています。

覚醒剤は麻黄《まおう》の研究過程から生まれた

一九八一年六月十七日のお昼近く、東京都江東区の商店街路上にて、元トラック運転手の男（当時二十九歳）が主婦や児童らを次々と包丁で刺し、児童一人、幼児一人を含む四人が死亡、二人が怪我を負うという事件が発生しました。犯人の男はその後、人質をとって中華料理店に立てこもります。しかし午後六時五十分ころ、男のすきを見て人質の女性が逃げたのを機に警察官が突入、男を逮捕します。男は覚醒剤常用者であり、科学捜査研究所の尿検査により、事件の二、三日前にも覚醒剤を使用したものと鑑定されました。

この事件は「深川通り魔殺人事件」と呼ばれます。当時は覚醒剤の第二次乱用期でした。一九八二年十二月二十三日に東京地裁で行なわれた判決公判で、裁判長は「犯行当時、覚醒剤中毒による心神耗弱状態にあった」としましたが刑事責任能力は問えるとして、無期懲役の判決を言い渡し、被告側は控訴しないままに刑が確定しました。

一方、一九九三年八月二十三日の夜、博多発東京行の「のぞみ24号」が静岡県掛川市を走行中、その車内で、当時二十七歳の男が、大阪出張帰りの四十歳のサラリーマン男性を刃渡り三〇センチメートルのナイフで刺殺するという事件が起きました。犯人の男は覚醒剤を使用しており、殺人罪などで起訴され、一九九五年七月二十七日、静岡地裁沼津支部で懲役十五年（求刑懲役二十年）の判決が下りました。

二〇〇九年の夏には、かつて一時代をつくったともいえる、歌手で俳優の酒井法子《さかいのりこ》（当時三十八歳）が夫（当時四十一歳）とともに覚醒剤使用にからむ事件で逮捕・起訴され、懲役一年六月執行猶予三年の判決を受けます（夫のほうは懲役二年執行猶予四年）。

覚醒剤事犯による芸能界のほかの有名人の逮捕者例としては、二〇一〇年八月十八日に歌手の清水健太郎が「覚せい剤取締法違反」（使用）容疑で逮捕され、同年十一月十六日、懲役一年十月（求刑懲役二年六月）の実刑判決が下され、弁護・検察とも控訴せず刑が確定しました。今回は覚醒剤による逮捕でしたが、彼にとって、これは薬物関連容疑での五度目の逮捕で、すでに一九八三年（大麻／起訴猶予）・一九八六年（大麻／懲役一年執行猶予四年）・一九九四年（大麻と覚醒剤／懲役一年六月実刑）・二〇〇四年（覚醒剤／懲役二年四月実刑）の四回の逮捕歴がありました。

日本では、表向き、「覚せい剤取締法」違反による検挙者の

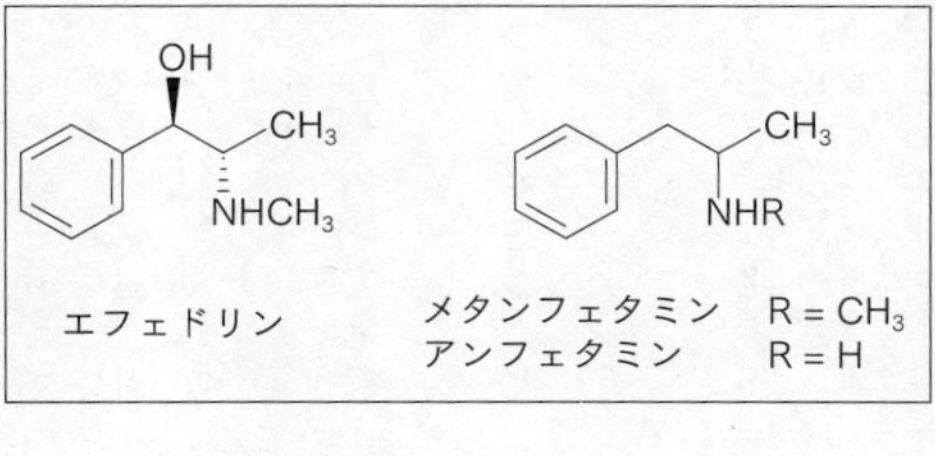

数は減少傾向にはあります。しかしながら実際には、インターネットや携帯電話の普及によって、覚醒剤の取引が表面化しにくくなっているだけなのかもしれません。また、女性で刑務所に収容（収監）されている者のうち、四八％が覚醒剤にからむ犯罪によるもの（外山ひとみ『ニッポンの刑務所』、二〇一〇年、一四四頁）という点には注意を向ける必要があります。覚醒剤の経験者の中には、「自分の意志でやめようと思ってもそれは無理」とまで言いきっている人もいます。

現在、日本の「覚せい剤取締法」で規制されている薬物はメタンフェタミン（ヒロポン）とアンフェタミンの二種類であり、アンフェタミンはメタンフェタミンの*N*-メチル部位のメチル基が水素と入れ変わった化合物です。

覚醒剤も、ヘロインやＬＳＤと同様、天然から得られたアルカロイド類に化学的変化を加えてつくり出された半合成化合物です。すなわち、覚醒剤のうち、最初にこの世にあらわれたメタンフェタミンは、漢薬「麻黄《まおう》」の主成分であるエフェドリンの化学誘導体であるデオキシエフェドリンとして十九世紀末につくり出されました。マオウ（口絵29）は有名な漢方薬「葛根湯《かっこんとう》」にも配合される生薬です。マオウの有効成分であるエフェドリンの化学構造研究は日本の薬学の黎明期《れいめい》の研究でした。そして、実は、覚醒剤はこの研究過程で生まれた薬物だったのです。ただし、この化合物の覚醒剤としての本性が明らかとなってきたのは第二次世界大戦前後のことでした。

デオキシエフェドリンの中枢興奮作用は一九三八年にナチス政権下のドイツで発見され、日本にも伝えられます。これがいわゆるデオキシエフェドリンの覚醒剤としての発見です。デオキシエフェドリンは眠気を覚まし、気分を高揚させる薬として「ヒロポン」の商品名で世に出ました（二二四頁）。なお、ヒロポンの語源は、巷にいわれる「疲労をポン」ではなく、ギリシア語の〝philopons〟で、「仕事を好む」という意味です。そして、この時期はちょうど第二次世界大戦にさしかかっており、錠剤のヒロポンは「猫目錠」と呼ばれ、夜間勤務の軍人や、夜間飛行のパイロット、果ては軍需産業の工員にまで使われました。また、夜間の軍事行動や特攻隊のためには「突撃錠」といって、玉露の粉にヒロポンを加えた錠剤もあり、さらに特攻隊出陣の前には、ヒロポン入りのアンプルが支給されたといいます。

こうして軍事用に使用されたヒロポンが、戦後、民間に大量に放出された影響もあって、日本では戦後、ヒロポンは爆発的な流行となります。当時の作家の中には、ヒロポンの力を借りて小説を書きまくった人たちもたくさんいました。たとえば、その中には、『堕落論』を書いた坂口安吾《あんご》（一九〇六〜一九五五）や『夫婦善哉《めおとぜんざい》』で有名な織田作之助（一九一三〜一九四七）のような無頼派と称された作家たちがいます。さらには、『石狩平野』や『茜《あかね》いろの坂』などの数々の名作で名高い船山馨《ふなやまかおる》（一九一四〜一九八一）も、太宰治（一九〇九〜一九四八）の入水自殺にともなう、急な朝日新聞連載執筆の前だおしの非常事態を乗り切るためにヒロポンに頼り、その後、脱却のために苦しんだといいます（由井りょう子『黄色い虫　船山馨と妻・春子の生涯』）。

ヒロポンを何度も使っていると、だんだんに精神障害に類似して、妄想や幻覚が現れたりします。また、凶暴性が出たりもします。また、覚醒剤には、長期間薬物の摂取を止めた後に少量の薬物をとるとかつての症状が再現する「燃え上がり現象」という症状があります。いわば、モルヒネやコカインなどに現れる「耐性」とは逆の「逆耐性現象」ともいうべき症状です。その際には、以前の被害的精神症状をメラメラと再燃させるといいます。これは、ＬＳＤや大麻使用者に多くみられる「フラッシュバック」と類似した症状といえましょう。

体内に存在するアドレナリンやノルアドレナリンはヒロポンと化学構造が似ています。これらはともに、交感神経の興奮作用や中枢神経の興奮作用をもっています。しかし、体外から導入されたアドレナリンやノルアドレナリンは「血液－脳関門」を通過できず、脳に到達できません。ゆえに、外部から投与しても中枢神経の興奮作用は示さないのです。これに対し、アンフェタミンやメタンフェタミンは、「血液－脳関門」を容易に通り抜けられるのです。そして、大脳皮質ばかりでなく脳幹にも作用します。

戦後、ヒロポン（メタンフェタミン）中毒が社会現象化し、ヒロポンや別名のシャブという名前は悪名高いものとなりました。そのためか、現在では全く同じものが、ヒロポンやシャブではなく、「S（エス）」とか「スピード」、「アイス」といった軽い名称で出回っています。また、注射による投与だけではなく、経口投与もされることも警戒心をなくしている一因になっているようです。

一九五一年に「覚せい剤取締法」が制定され、その直後の一

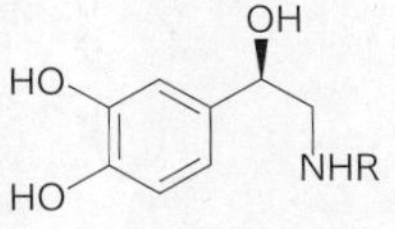

アドレナリン　$R = CH_3$
ノルアドレナリン　$R = H$

九五四年には、五万六〇〇〇人にのぼる検挙者が出ました。その後、急速に減少し一九七〇年ころまでには極めて少なくなりましたが、その後また急上昇に転じ、一九八三年ころには次のピークがきて検挙者が二万五〇〇〇人に迫りました。それからは緩やかな増減があり、二十世紀末の一九九八年の検挙者は一万七〇八四人でした。

世界的に見ると、各種の規制薬物のうち、日本では覚醒剤、特にメタンフェタミンがよく使用されるという点で非常に特徴的であるといわれます。なお、ヨーロッパでは、覚醒剤のアンフェタミンは値段が安いので、「貧者のコカイン」と呼ばれ、若者層を中心にその乱用が社会問題となっているといわれます。

大麻――大麻取締法による規制の対象

大麻所持による逮捕の例は枚挙にいとまがありません。二〇一一年四月十八日にも、国際医療福祉大学三田病院の医師（三十三歳）が乾燥大麻約〇・五グラムを隠し持っていたとして逮捕されています。逮捕は妻の通報によるものということです。二〇一一年八月三十一日にもモデルの女性（二十六歳）が大麻〇・九グラムを自宅に持っていたとして逮捕されました。

アサの葉や花冠を乾燥させたものがいわゆる規制されている大麻ですが、「大麻容認論」を唱える人がいます。たかが大麻の栽培や所持ごときで逮捕・起訴されるのはおかしいという意見です。そのような論をもつ方のなかには日本に産する大麻はインド大麻とは違い、幻覚成分を含まないか、含んでいてもごくわずかだと言い張る方もいます。しかし、もし件の日本産の大麻を吸引しても幻覚成分が少ないか含まないので、幻覚が現れるわけでもないと言い張るのなら、わざわざ法を犯さなくても、タバコか稲ワラでもふかしていれば良いだけです。それとも、法を犯すことに快感を覚えるのでしょうか。逆に、大麻に幻覚作用のあることを正直にお認めになるならば、幻覚剤を服用している人間が普通にそこかしこに生活することをお認めになるということでしょうか。それはごめんというのが通常の感覚だと思います。

大麻の主たる活性（幻覚）成分はテトラヒドロカンナビノール（ＴＨＣ）です。向精神作用をもつ天然物質のほとんど

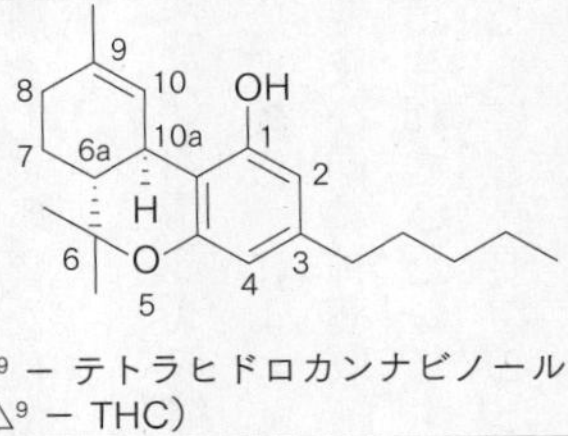

△⁹－テトラヒドロカンナビノール
（△⁹－THC）

はアルカロイド類ですが、ＴＨＣは例外的に分子内に窒素を含みません。すなわち、ＴＨＣはアルカロイド類ではない向精神作用を有する化合物として特異な位置をしめています。

大麻は日本の法律では、麻薬には入れられておらず、「麻薬及び向精神薬取締法」の規制対象には入っていません。そのかわりに大麻は「大麻取締法」によって規制されています。ただし、その有効成分であるＴＨＣは「麻薬及び向精神薬取締法」で規制されています。実は、もともと大麻は「麻薬」に分類されていたのですが、戦後、大麻はその繊維や、食品や医薬品となる種子を取るためにも必要なことから、麻薬とは切り離して、一九四八年に施行された「大麻取締法」で新たに規制されることになったのです。

もし、大麻がそんなにとるに足らぬものならば、単に相手にしないだけでよろしいはずです。それを、ことさら栽培してみようと思ったり、所持して吸引しようと思ったりするということは、そこに何かがあるという証拠です。いずれにせよ、たかが大麻と思うなら、法治国家において法律で禁止されている限り関わることはしないと思うのがまっとうな判断だと思います。もちろん、議論をすることは大いに結構です。しかし、たいしたものでなければ、所詮、議論をする気にもならないのではないかと思うのですが……。それをとくに議論をしたいというのであれば、やはり何かがあるということなのでしょう。

私はもし、大麻のある成分に有用な薬としての価値が見いだされたら、それは大変に結構なことであると考えています。しかし、そのことが大麻吸引の容認へ結びつくものでは全くありません。それは、たとえばモルヒネに薬としての有用な使い道があっても、このことが、アヘン吸引容認に結びつくものではないということと同じです。

なお、それまでは合法ドラッグや脱法ドラッグと称され、二〇一四年七月からは公式に危険ドラッグと称されるようになった規制薬物のことは御存知と思います。実は、これらの薬物の出発点はアメリカにおいて合法大麻をつくろうとしたことにありました。そのために探索されたのはＴＨＣの受容体に結合する化合物です。そこで見いだされたのが合成カンナビノイド（カンナビノイドとはＴＨＣ類似活性物質の意）であるCP-47, 497やJWH-018などでした。これらを適当な植物の乾燥品にしみ込ませ、合法ドラッグなどと称していたのです。これらの事実も付記しておきます。

そのあとの合法ドラッグや脱法ドラッグと称されるものの暴走は目に余るものがあります。二〇一四年六月二十四日には池袋にてこのようなドラッグを服用して車を運転して多数の死傷者を出し、運転者本人は口からあわをふいていた事故のことを覚えている方も多いと思います。

フェンサイクリジン(PCP)およびケタミン

フェンサイクリジン (1-(1-phenylcyclohexyl)-piperidine, PCP) は一九五〇年代に静脈注射による麻酔剤として開発されました。現在は人に使われることはなく、獣医学領域で使われています。ところが、この化合物には幻覚作用があるため、不法に製造され市中に出回っています。そして現在、米国では最も問題になっている薬物のひとつであるといわれます。

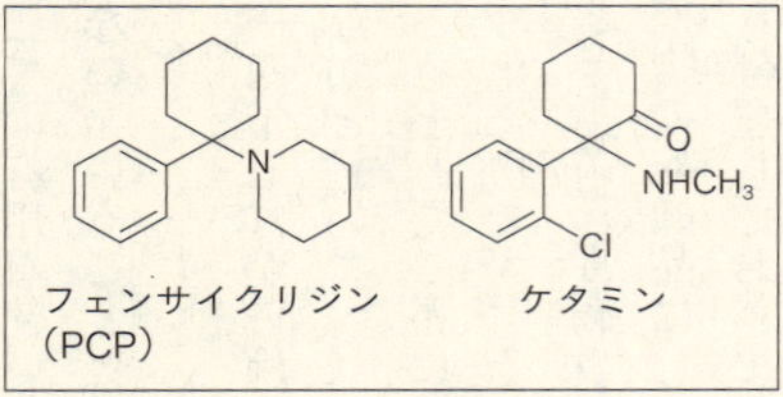

ＰＣＰの作用は多岐にわたりますが、凶暴になったり、自殺願望が出たりするこ

とが多く、長期間使用した者は記憶を失ったり、話したり考えたりすることが難しくなったり、陰うつになったりするといいます。このように、作用は概して良くなく、一度経験した者が再び使用したいとはなかなか思わない薬物でもあるとのことです。

一方、ケタミンは一九六〇年代にＰＣＰに替わる麻酔剤として開発されました。しかし、まもなくこの化合物にも幻覚作用や耽溺性のあることがわかりました。この薬物は当初ベトナム戦争に従軍し負傷した兵士たちの治療に使われましたが、不快な臨死体験のような幻覚作用もあるためしばしばいやがられたそうです。ただ、ケタミンは現在でも交通事故などのように、患者の薬歴のわからない場合の麻酔薬としてはファーストチョイスとなっているといいます。

これまでに述べてきた向精神物質は、天然由来の化合物または天然由来の化合物に手を加えた化学構造をもつものです。これに対して、ＰＣＰやケタミンは完全に化学合成された化合物です。ただし、ＰＣＰはモルヒネの化学構造の一部を参考としてデザインされた化合物であったし、ケタミンはＰＣＰの化学構造をもとにして創製された化合物でした。日本では、これらの薬物は「麻薬及び向精神薬取締法」

によって規制されています。

MDMA——合成麻薬の代表例

二〇〇九年八月三日、俳優の押尾学《おしおまなぶ》（当時三十歳）がその前日に合成麻薬MDMAを服用したとして「麻薬及び向精神薬取締法」で逮捕されました。その際、交際相手であった女性（当時三十歳）に六本木のマンションにおいて、セックスの前にMDMAを服用させ、死に至らせたのみならず、異変が起きたのを知りながら、救急車を呼ぶなどの適切な措置を取らなかったという疑いが発覚します。そのため押尾学は、合成麻薬のMDMA使用による「麻薬及び向精神薬取締法」違反で同年秋、懲役一年六月執行猶予五年の判決を受け、刑が確定しました。さらに、二〇〇九年の年末には「保護責任者遺棄致死罪」で再逮捕され、起訴されました。そして、二〇一〇年九月十七日、東京地裁は保護責任者遺棄致死罪ではなく、保護責任者遺棄罪を適用し、懲役六年の求刑に対し、懲役二年六月の実刑判決を言い渡し、のちに確定します。

メタンフェタミンやアンフェタミンのような覚醒剤などの化学構造の一部を変

え、いわば物質としては規制されているものとは別物となるように細工された化合物が登場するようになってきました。これらは、化学構造の一部を変えた（デザインした）ことから、「デザイナードラッグ」と呼ばれています。

　こうして、覚醒剤のメタンフェタミンやアンフェタミンの化学構造に、それぞれメチレンジオキシ基が付け加えられた3′,4′-メチレンジオキシメタンフェタミン（MDMA）や、3′,4′-メチレンジオキシアンフェタミン（MDA）が登場したわけです。さらに、MDMA分子中のメチル基をエチル基に変えた3′,4′-メチレンジオキシエタンフェタミン（MDEA）も現れました。これらの薬物は、その創製の経緯から判断すれば、覚醒剤類縁化合物といってよい薬物ですが、現在は一般に合成麻薬と呼ばれ、「麻薬及び向精神薬取締法」の規制対象となっています。

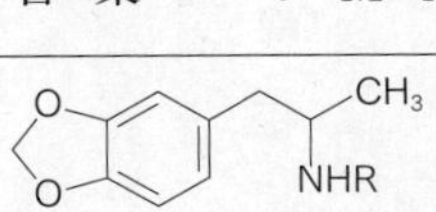

$R = CH_3$	MDMA (Adam, Ecstasy, X)
$R = CH_2CH_3$	MDEA (Eve)
$R = H$	MDA (Love)

（MDMA（3′,4′-メチレンジオキシメタンフェタミン）
MDEA（3′,4′-メチレンジオキシエタンフェタミン）
MDA（3′,4′-メチレンジオキシアンフェタミン））

これらのいわゆる合成麻薬のうち、MDMAはアダム(ADAM)とも呼ばれます。これはMDMAのスペルがなんとなくアダムのスペルに似ているからといわれます。それに対して、MDEAは主にイブ(EVE)と称され、そしてMDAはラブ(LOVE)と呼ばれます。

これらの合成麻薬は幻覚作用がさほど強くなく、昂揚感が現れることに特徴があるといい、もともとは、人々の間に愛情を巻き起こす薬として(そんなことがありうるかどうかは別として)誕生したといいます。そのため、巷ではMDMAのまたの名はエクスタシーと呼ばれ、MDAはラブ・ドラッグとも呼ばれます。また、MDMAはエクスタシーを略して「X(エックス)」、そして、Xから転じて「バツ」や「ペケ」、さらにはこのものが錠剤で流通することから「タマ」とも呼ばれているようです。

結局、MDMAなどは主にセックス・ドラッグとして乱用されるようになったわけですが、勃起やオルガスムスには役立たないといわれます。しかし、これらの薬物が創製されたいきさつや化学構造を見れば、いかに名前がソフトであろうとも、その化学構造の基本骨格は覚醒剤であり、実態はヒロポンやシャブの仲間にほかならないことは一目瞭然です。

ＭＤＭＡなどの薬物はその作用が覚醒剤とは若干異なることもあり、さらには、これらが「覚せい剤取締法」ではなく、「麻薬及び向精神薬取締法」の規制対象薬物となっているためか、覚醒剤に関係して語られることは少なく、合成麻薬として別個に語られることが多いようです。しかし、これらが化学物質的には覚醒剤の仲間でもあることは理解しておいていただきたいと思います。

また、出回っているＭＤＭＡの錠剤は一見、医薬品のような顔をしていますが、中身は市場に出ている正式な医薬品とは全く違う性格の代物であり、中身の保証は全くないことは知っていただきたいです。なかには覚醒剤が混入しているものもあるとのことで、このような場合、誤解を恐れずにいわせていただくと、複合作用で何が起こるかわからない状態で使っているのに等しいといえましょう。

さらに、ＭＤＭＡは化学合成によって得られる薬物です。そのため、流通しているＭＤＭＡには、合成過程の種々の中間物質や原料の不純物由来の化合物が混じっている可能性があります。すなわち、純度の保証は全くないということになります。「まちがいのない」ＭＤＭＡの錠剤を服用しても危険なのに、このようなわけのわからないものを服用してしまうという行動はとても危険だと考えるのがまともな判断です。

やせ薬事件

二〇〇二年、中国から痩身《そうしん》効果のある「漢方薬」として「繊之素膠嚢《せんのもとこうのう》」や、「御芝堂減肥膠嚢《おんしどうげんびこうのう》」、「茶素減肥《ちゃそげんび》」などという名称の代物が日本に入り込み、これらを服用した人に肝障害が起きました。

まず、断言しますが、このような名前の漢方薬はありません。これらの「漢方薬」の成分分析が行われたところ、そのいずれからも三%という高濃度でN-ニトロソフェンフルラミンが検出されました（厚労省医薬局麻薬対策課、二〇〇二年）。

N-ニトロソフェンフルラミンは、天然由来の動

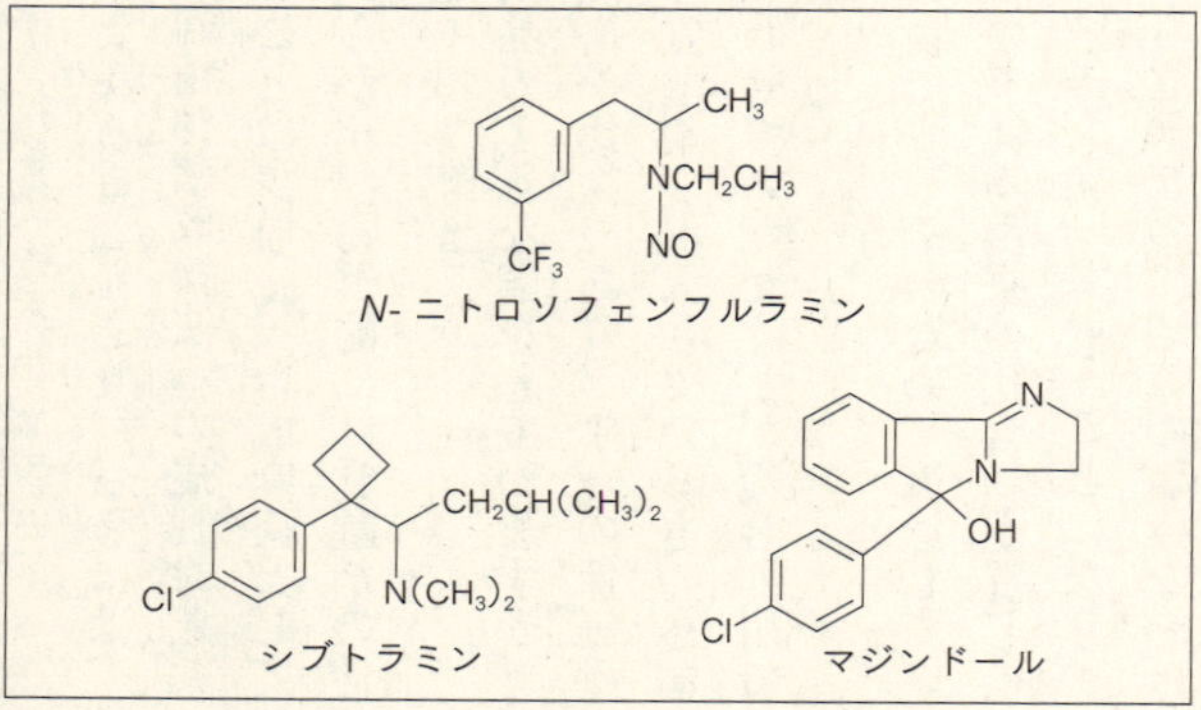

植物成分である可能性の全くない化合物であり、明らかに化学合成品が混入されたものです。そして、その化学構造の基本骨格は覚醒剤やMDMAなどと同じであることにも注意していただきたいと思います。

一方、やはり中国から「やせ薬」として入ってきた「天天素《てんてんそ》」または「天天素清《てんてんそせい》脂膠囊《しこうのう》」と呼ばれるものがあり、このものの服用が原因と疑われる入院治療を受けた事例や死亡事例が二〇〇五年五月に発生します。これらのいわゆる「やせ薬」からは、シブトラミンやマジンドールが検出されました。シブトラミンは覚醒剤と同じ基本骨格をもつ化合物で、米国では肥満症治療剤とされますが、日本では医薬として承認されていません。一方、マジンドールは日本では「麻薬及び向精神薬取締法」の規制対象になっている化合物です。

戦後しばらくの間は、日本でも少々太り気味の男性は重役腹などといってむしろ尊ばれたものです。世界の多くの国では今でも太った方が富の象徴であり、女性も少々ふくよかな方がむしろ好まれる傾向にあります。しかし、日本ではいつのまにかちょっとでも太ることは醜《みにく》いこと、そして健康に悪いことというイメージになってしまいました。現在は太っていることは単純に不健康なこととみなす傾向がありますが、もし、体型や体重を気にするのであれば、むしろやせすぎのほうが健康上問題があるのではないかと思うのですが、いかがでしょう。

いずれにせよ、現代日本の女性のやせたいという願望には過度に思えるものがあって、なかにはやせ薬と称する覚醒剤もどきのものでも服用する例も出てきているわけです。それこそ健康上、大きな問題と言わざるを得ません。

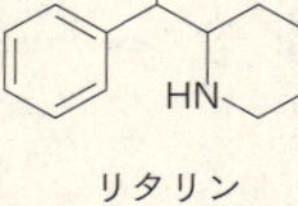

リタリン

リタリン――うつ病への処方は禁止

向精神薬であるリタリン（メチルフェニデート）の不審な処方箋発行が東京都新宿区のある特定のクリニックから繰り返されたことから、東京都と新宿保健所によって医療法違反（不適切な医療の提供）の疑いで立ち入り検査が行なわれました。医師の裁量が幅広く認められている医薬品の処方権に踏み込んで検査を行なうのは、極めて異例の事態でした（毎日新聞、二〇〇七年九月十八日）。

もともと、リタリンの適応症はナルコレプシー（睡眠障害の一種）や、難治性・

遷延性うつ病の一部に限られていたのです。ところが、このクリニックの医師は多くの患者に安易にリタリンを処方していたようです。その異様なリタリンの処方が、処方箋を持ち込まれた薬局の薬剤師の目にとまり、保健所への通報で事態が明らかになったわけです。もし、外部に通用する処方箋を発行することなしに、クリニックにおいて直接リタリンを出し続けていたらどうなっただろうかと考えると、とても恐ろしいことです。医業と薬業ははっきりと分けなければいけないことは、この一件からも理解していただけるかと思います。

化学構造を見れば一目瞭然なのですが、リタリンは覚醒剤の基本骨格をもつ物質です。実際にこの薬物を服用すると、幻覚や妄想を引き起こすというし、精神的依存性も高く、耐性もあります。このような薬物を漫然と投与し続けたら、患者はどのようになってしまうのか想像に難くありません。リタリン乱用者の間では、自らを「リタラー」と称し、リタリンのことを「合法覚醒剤」とか「ビタミンR」などと呼んでいるといいます。乱用者は診療所においてリタリンを指定して処方箋を書かせたり、ナルコレプシーの症状を訴えてリタリンを処方するように仕向けるらしいのです。

以上のような事情もあって、二〇〇七年十月より、リタリンを処方してよい適応症からうつ病が除外され、ナルコレプシーのみとなりました。一方では、リタリンと同じ成分の徐放剤であるコンサータが認可され、適応症は、ナルコレプシーのほか、小児期における注意欠陥・多動性障害（ＡＤＨＤ）となりました。徐放剤とは、薬の成分がゆっくり溶け出し、効果が長く出るように工夫した薬のことです。

ドーピング

スポーツはもともと、ゲームを通して体を鍛えたり、健康な生活を送ることを目標とします。よって、英語の〝sport〟には楽しみや娯楽といった意味もあります。たとえば、〝It is great sport to go for a drive〟といえば、ドライブに出かけるのはとても楽しい（『クラウン英和辞典』三省堂より）という意味です。

しかし、スポーツの世界の最先端では、ゲームを楽しむというより、いかに体を鍛えて記録の限界に挑むか、または同じように鍛えた相手に挑むかだけの世界となってしまった感があります。そのため、選手たちは極限まで体を鍛え、記録や相手に臨みます。そこで、陥る罠《わな》のひとつがドーピングです。

ドーピングとは主にスポーツ競技において、より優れた記録を出したり、勝利したりするために薬物を不正使用することをいいます。ドーピングの語源は、アフリカ東南部の先住民カフィール族が拝礼で用いた植物エキスなどからなるお酒である「DOP」であるといわれます。また、英語では、“dope”には濃厚な粘度の高い溶液とか、（競走馬に与える）興奮剤などの意味のほか、ぼんやりした人、無気力な人などという意味まであります。

ドーピングに使用される薬剤には、古くは覚醒剤が使われましたが、その後は覚醒剤の類似化合物のような興奮剤のほか、筋肉を増やして筋力を増すアナボリックステロイドと称されるもの、体重を減少させるものなどがあるといわれます。一方、精神を昂揚させて闘争心をかきたてるコカインやカフェイン、アンフェタミンなどや、痛みや不安をおさえるモルヒネやメタドン、ペンタゾシンなどの薬物もドーピングに用いられてきました。さらに、ドーピングには、ドーピング検査をかいくぐるために、類似効果は残したまま、既存の化合物の化学構造を少し変え、すぐには検出できないようにした代物も登場しています。

二〇〇七年十月には、二〇〇〇年のシドニーオリンピックで金メダル三個を含むメダル五個を獲得した米国のマリオン・ジョーンズ（一九七五〜）が、それ以前から筋肉増強のためのステロイド剤を使用していたことを告白し、オリンピックで獲得したメダルが剝奪される事態となりました。

また、以前には、フローレンス・ジョイナー（一九五九〜一九九八）にアナボリックステロイドを使用した疑いがかけられたこともありました。彼女は三十八歳にて心臓疾患で急死しましたが、この死因にもドーピングの影響があったのではないかといわれています。彼女は、それまではそれほど目立ったアスリートではなかったのに、一九八八年のソウルオリンピックにおいて、突如、三個の金メダルを獲得しました。この際、急に派手になったコスチュームへの変化には、ドーピングによって急速に変化した体型をカムフラージュするためだったのではないかとの疑惑もあります。

薬物の力を借りた偽りの成果で世に認めてもらったとしても空《むな》しいだけと思うのですが……。まわりの期待が大きすぎたためでしょうか？　あるいは、オリンピックでの活躍にからむお金の魔力でしょうか。しかし、スポーツにおける不正は、応援する多くの人々の心をも傷つけます。このことは不正をしてしまった本人たちが最もよく知っているはずです。そして、その本人たちをも結局、最後には不幸にしてしまいます。

ドーピングによって明らかに害の出た例はあまたあります。たとえば、吉田武（一九七〇～）氏は『北京五輪もヤバイ!?　ドーピング毒本』（依田弘作編、二〇〇八年、二二三頁）においてプロレスラーをめざした自らの悲惨なドーピング体験を告白しています。彼は筋肉増強作用のあるステロイド剤を服用し、異常な速度で上腕二頭筋や大胸筋の筋肉がついていくのを経験し、その魅力の虜《とりこ》になります。しかしやがて、ホルモンバランスの調和がとれなくなったためか一気にごそっと頭髪が抜けることにはじまる様々な症状に悩まされることになり、ドーピングを止めてからも体内に爆弾をかかえている感じを抱いているといいます。

ドーピングの使用はなぜいけないのでしょうか。それは、このような化合物の服用はフェアでない上に、選手の命にもかかわる危険なことだからです。それでは、もし体を全くむしばむことのないドーピング剤が開発されたらどうなるのでしょうか。とても困った状況になったといえるでしょうが、体をむしばむかむしばまないかは、その人の一生のみならず、その薬物を使用したかなりの数のアスリートの一生、さらにはその子孫たちの生涯を検証し続けなければ何ともいえないでしょう。そのため、あるドーピング剤が体をむしばむことは絶対にないと断定することはまず不可能に近いのです。このことをしっかりと理解していただきたいと思います。

一方、スポーツ選手が、風邪薬として日本ではごく一般的に用いられる葛根湯を服用したのが原因でドーピング違反になったという気の毒な例もあります。葛根湯には生薬のマオウが配合されており、マオウの成分であるエフェドリンもドーピング薬品に指定されているからです。不注意でこのような不幸な事態が起きないように、本人はもとより周囲の人間もよく注意しておかなければならない状況となっています。

現在、酸素の薄い高地でトレーニングすることもスポーツ選手の間で行なわれていますが、これもいうなれば体に変化を与える目的で行なわれている方法です。このことはもちろん現在は違反ではありませんが、このことが体をむしばんでいるかどうかは、やはりその方の一生が終わるまでわかりません。あるいは一生が終わってもわからないといったほうが正しいかもしれません。難しい問題もはらんでいる領域です。

最近「スポーツ薬学」という分野が出現したといいます。この学問が、決して「検出されないドーピング薬の開発」のような歪《ゆが》んだ目的に与《くみ》するようなことのないことを祈念します。いずれにせよ、薬物は身体に何らかの変化を与えるものです。この本においても何回も唱えてきたように「薬毒同源」が基本であることから、いかなる薬物でも軽々に使ってはいけないものです。そのことはしっかりと肝に銘じておいていただきたいと思います。

おわりに

二〇一一年三月十一日に発生した大地震と大津波（東日本大震災）は私たちに安全というものを根底から考え直させる機会となった。私たちは好むと好まざるとにかかわらず、常に危険と隣り合わせで生活しているということを思い知らされたのである。

この本の著者の現在の勤務先は埼玉県にあるが、自宅は仙台市内にあり、震災当日は帰省中であった。大きな揺れの起きはじめた午後二時四十六分、私は家内を乗せ、ＪＲ仙台駅近くを運転していた。地震直後にはまだ連絡のつけられた携帯電話にて家内が留守番中の娘の無事を確認。次の予定を切り上げて頻繁に起きる大きな余震の中、急いで自宅へ車を走らせた。信号は全部消えていたが、大地震直後の興奮か恐怖のためか、お互いに道を譲り合い、その後に起きたという大渋滞にはなっていなかった。そして、恐れていた道路や橋の不通もなく、比較的スムーズに車を進めることができ、おかげで三十分足らずで自宅に着いた。

著者の自宅のある仙台市太白《たいはく》区東部の地域は、津波で壊滅的な被害をうけた名取市閖上《ゆりあげ》地区や名取川を挟んで大きな被害を受けた仙台市若林区に隣接しており、自宅は海岸から約五キロメートルほどのところにある。ということは、まさに津波が自宅の方向に向かっていた時間帯に車を自宅に向けて走らせていたことになる。そんな状況を全く知らずにひたすら津波に向かって運転していたのである。

自宅は大地震により本や食器が散乱したものの家屋は無事で、津波の被害からもまぬがれることができた。しかし、それはたまたま高さ約六メートルの強固な土手状となった仙台東部道路という海岸沿いを南北に走る上下四車線の高速道と、名取川の高い土手状の堤防が防波堤の役目を果たしてくれたからで、この道路や堤防がなかったら、間違いなく自宅は津波の被害にあっていたに違いない。そして、私も家内も、もしかしたら、前方から突然に現れた真っ黒な津波に、何がなんだかわからないうちに、車ごと巻き込まれていたかもしれない。逆に見れば、仙台東部道路の存在がゆえに名取市閖上地区や仙台市若林区の被害はより大きなものになってしまったのかもしれない。

複雑な気持ちである。あの街並みがすっかりなくなってしまったのを見るのはつらい。そして、自然の猛威の前に明暗を分けたものはほんの偶然にすぎなかったことを思い知らされたこともつらい。多くの亡くなった方々の御冥福をお祈りし、被災した方々に心からお見舞い申し上げる次第である。

奇しくも大震災直後の二〇一一年三月二十日に上梓《じょうし》された拙書の『〈麻薬〉のすべて』（講談社現代新書）の「まえがき」に、私は、私たちと麻薬との関係について、寺田寅彦の随筆から「ものをこわがらな過ぎたり、こわがり過ぎたりするのはやさしいが、正当にこわがることはなかなかむつかしい」という言葉を引用した。この言葉は本文の第一章でも述べたが、毒についてとるべきスタンスを示すにも、まさにぴったりと思う。毒をただ恐ろしいものとみなすのではなく、また軽々に面白がるのでもなく、不断の注意は払いながらも冷静に付き合い、正当にこわがっていくべきであろうということである。

この本をまとめるにあたっては、株式会社ＰＨＰ研究所新書出版部の水野寛氏に大変にお世話になった。記して感謝申し上げる。

あの大震災から丸一年を経た日に、日本薬科大学研究棟11階の教授室にて

二〇一二年三月十一日（日）

著者識

おわりに（文庫版によせて）

この本は当初、あの未曾有の東日本大震災の発生した翌年の二〇一二年にPHPサイエンスワールド新書の一冊として誕生しました。そして、幸いにも多くの読者を得て増刷を重ねました。今回この本が、改訂・加筆の上、文庫化されることになり、さらに多くの読者が得られることを期待しています。

文庫化にあたり、新書版で欠けていた事柄や、新書発行後に起きた毒に関係する事柄（事件や事故）などについての加筆をし、また情報を新しくしました。このことにより、この本は「毒」というものの文化的背景をアップデートし、よりクリアにその概要を一冊で俯瞰《ふかん》する事ができるものになったと自負いたします。なお、毒の各方面についてより詳しく知りたくなった方は、拙書の『毒の科学』（ナツメ社）や、『アルカロイド』（共立出版）、『〈麻薬〉のすべて』（講談社現代新書）、『毒と薬の世界史』（中公新書）などを御高覧ください。

私たちは先の新書発行後にも大地震や大水害などによる人智の及ばぬ自然の力に圧倒されました。それでも、人類は危険に対してある程度備えられる知恵もあることを学んだと思います。見方を変えれば、自然の脅威に対処する方法を学ぶことの大切さを教えてもらった気もいたします。

自然が恐ろしいといっても私たちはその存在を消し去ることはできません。まずはその危険性を十分に知るということが必要なことかと思います。同じように、毒についてもやはりまずはよく知るということが肝要でしょう。身近な毒はもちろんのこと、麻薬や大麻・覚醒剤なども、その実態をよく知れば、それぞれにどう対処すべきであるかはおのずとわかってくると思います。その目的のためにもこの本が役にたってくれればと思います。

警察庁によれば、東日本大震災から八年を経ても、いまだに二五三三人の行方不明者がいる（二〇一九年三月七日現在／死者は一五八九七人）という、厳然たる事実があります。しかし、著者の自宅のある仙台市太白区東部に隣接し、あの大津波で壊滅状態となった宮城県名取市閖上《ゆりあげ》地区は、かさ上げ工事が進み、美しい町並みが構築されようとしています。また、一〇メートルを超えたとも言われる津波が襲った閖上港で復活した毎週日曜日の朝市は、人波で動きが取れない程の盛況を取り戻しました。このような動きを見ていますと、自然の脅威にはどうしてもかなわぬところもありますが、どっこい、人間の活動もたくましいと感じます。私たち人類は様々な危険を知りつつ、それらの危険とうまく付き合ってこれまで生き残っていると感心せざるを得ません。毒との付き合いもまさに同じでしょう。

この本をより完成度の高いものにするにあたり御尽力くださった、元（株）PHP研究所新書出版部の水野寛氏、および現（株）PHP研究所第一事業制作局第四制作部編集長の西村健氏に心から御礼申し上げます。

さらに、毒の文化や科学についての講究や執筆などの機会を与えてくださっている日本薬科大学、そして、これらの活動を常に暖かく見守ってくれている家族にも感謝いたします。

二〇一九年盛夏

日本薬科大学教授室にて

船山信次

M. Kitajima *et al.*, *Proceedings of the Japan Academy*, **74B** (7), 159 (1998)

J. L. Phillips, R. D. Wynne, *Cocaine*, Avon Books (USA, 1980).

Z. Řeháček, S. Sajdl, Ergot Alkaloids: *Chemistry, Biological Effects, Biotechnology*, Academia (Czechoslovak, 1990).

R. E. Schultes, A. Hofmann, *Plants of the Gods*, McGraw-Hill Book Company (USA, 1979).

参考文献は299ページから始まります。

山本郁男,『大麻の文化と科学　この乱用薬物を考える』, 廣川書店 (2001).
由井りょう子,『黄色い虫　船山馨と妻･春子の生涯』, 小学館 (2010).
吉岡安之,『有毒・有害物質がわかる事典』, 日本実業出版社 (1996).
由水常雄,『正倉院の謎』, 徳間書店 (1977).
依田弘作編,『北京五輪もヤバイ!?　ドーピング毒本』洋泉社 MOOK (2008).
読売新聞科学部,『環境ホルモン・何がどこまでわかったか』, 講談社現代新書 (1998).

K. Lindqvist, S. Sundling (森川定雄監訳),『局所麻酔薬の発展とともに』, 日本短波放送 (1996).
E. リンドナー (羽賀正信, 赤木満洲雄訳),『食品の毒性学』, 講談社サイエンティフィク (1978).

A. ワイル, W. ローセン (ハミルトン・遙子訳),『チョコレートからヘロインまで』, 第三書館 (1986).
和田英松校訂,『水鏡』, 岩波文庫 (1930).
和田宏,『図解　猛毒植物マニュアル』, 同文書院 (1998).
渡辺雄二,『脳をむしばむ環境ホルモン』, 双葉社 (1999).

E. F. Anderson, Peyote: *The Divine Cactus*, The University of Arizona Press, Tucson (USA, 1980).
M. J. Balick, P. A. Cox, *Plants, People, and Culture*, W. H. Freeman & Company (USA, 1996).
J. Bruneton, *Toxic Plants*, Lavoisier Publishing Inc., Paris (France, 1999).
K. Wada *et al., Chem. Pharm. Bull.*, **36**, 1779 (1988)
G. A. Cordell, Introduction to *Alkaloids*, John Wiley & Sons, Inc., (USA, 1981).
S. Funayama, G. A. Cordell, *Alkaloids*. Academic Press (2015).
M. Hesse, *Alkaloids: Nature's Curse or Blessing*?, Wiley-VCH (2002).

公文庫（1987).
水谷修,『ドラッグ世代』, 太陽企画出版（1998).
水谷民雄,『毒の化学 Q&A』, ミネルヴァ書房（1999).
三宅久雄,「正倉院に見る鑑真和上の足跡」, 国宝鑑真和上展カタログ, 166 － 168 頁（2004).
宮崎大他,「日本救急医学会雑誌」, 21 巻, 956 頁（2010).
宮里勝政,『薬物依存』, 岩波新書（1999).
宮田新平,『毒ガス開発の父ハーバー』, 朝日新聞社（2007).
宮田秀明,『ダイオキシン』, 岩波新書（1999).
村松剛,『ジャンヌ・ダルク』, 中公新書（1967).
森村誠一,『悪魔の飽食』, 光文社カッパノベルス（1981).
森村誠一,『続悪魔の飽食』, 光文社カッパノベルス（1982).
森村誠一,『新版 悪魔の飽食』, 角川文庫（1983).
森村誠一,『新版 続・悪魔の飽食』, 角川文庫（1983).
アンドレ・モロワ（新庄嘉章, 平岡篤頼訳),『フレミングの生涯』, 新潮社（1959).

安江政一,「長井長義をめぐって」, 化学史研究, 22 巻、1 ～ 8 頁（1983).
大久野島から平和と環境を考える会編, 山内正之監修,「おおくのしま　平和学習ガイドブック」, 大久野島から平和と環境を考える会（2012).
山川浩司,『国際薬学史　東と西の医薬文明史』, 南江堂（2000).
山崎昶,『ミステリーの毒を科学する』, 講談社ブルーバックス（1992).
山崎幹夫, 中嶋暉躬, 伏谷伸宏,『天然の毒　毒草・毒虫・毒魚』, 講談社サイエンティフィク（1985).
山崎幹夫,『毒の話』, 中公新書（1985).
山崎幹夫,『人, 毒に会う』, 光文社カッパサイエンス（1987).
山崎幹夫,『毒薬の誕生』, 角川選書（1995).
山崎幹夫,『歴史を変えた毒』, 角川書店（2000).
山下愛子,「長井長義についての一考察」, 科学史研究 76 巻, 156 ～ 163 頁（1965).
山下愛子,「長井長義についての一考察（補遺)」, 科学史研究 79 巻, 149 ～ 150 頁（1966).

船山信次,『毒があるのになぜ食べられるのか』, PHP 新書 (2015).
船山信次,『毒! 生と死を惑乱』, さくら舎 (2016).
船山信次,『毒草・薬草事典』, ソフトバンククリエイティブ (2012).
船山信次,『毒と薬の文化史』, 慶應義塾大学出版会 (2017).
プラトン (久保勉訳),『ソクラテスの弁明・クリトン』, 岩波文庫 (1927).
プラトン (池田美恵訳),「パイドン」『世界の名著 プラトンI』, 中央公論社 (1966).
B. フリーマントル (新庄哲夫訳),『FIX 世界麻薬コネクション』, 新潮社 (1985).
プルターク (高橋五郎訳),『プルターク英雄伝 第一巻』, 国民文庫刊行会 (1914).
レジーヌ・ベルヌー (塚本哲也監修, 遠藤ゆかり訳),『奇跡の少女ジャンヌ・ダルク』, 創元社 (2002).
ジム・ホグシャー (岩本正恵訳),『アヘン』, 青弓社 (1995).
細谷英吉, 大村裕編,『麻薬と人間』, 時事通信社 (1974).
本田武司,『食中毒の科学』, 裳華房 (2000).

麻枝光一,『マリファナ青春旅行 (上) アジア・中近東編』, 幻冬舎アウトロー文庫 (1997).
麻枝光一,『マリファナ青春旅行 (下) 南北アメリカ編』, 幻冬舎アウトロー文庫 (1997).
グウィン・マクファーレン (北村二朗訳),『奇跡の薬 ペニシリンとフレミング神話』, 平凡社 (1990).
松井晃他, 死に至る薬と毒の怖さを考える会編,『図解中毒マニュアル』, 同文書院 (1995).
松平直子,『世界史・華麗なる毒殺者たち』, 日本文芸社 (1995).
松本清張,『小説 帝銀事件 (新装版)』, 角川文庫 (2009).
松本清張,『眩人』, 中央公論社 (1983).
真中史雄,『ドラッグ・内面への旅』, 第三書館 (1989).
ジャン・ド・マレッシ (橋本到, 片桐祐訳),『毒の歴史』, 新評論 (1996).
ジョン・マン (山崎幹夫訳),『殺人・呪術・医薬 毒とくすりの文化史』, 東京化学同人 (1995).
ジュール・ミシュレ (森井真, 田代葆訳),『ジャンヌ・ダルク』, 中

日本薬局方解説書編集委員会編，『第十七改正日本薬局方解説書』，廣川書店（2016）．

野口玉雄，『フグはなぜ毒をもつのか』，日本放送出版協会（1996）．


博学こだわり倶楽部編，『毒（プワゾン）の謎』，青春出版社（1992）．
D. バチヴァロワ，G. ネデルチェフ（山崎紀美子，川並辰男訳），『毒のはなし』，東京図書（1988）．
春山行夫，『クスリ奇談』，平凡社（1989）．

ウィリアム・バロウズ，アレン・ギンズバーグ（山形浩生訳），『麻薬書簡』（再現版），河出文庫（2007）．

ハロルド・バーン（高木敬次郎，粕谷豊訳），『くすりと人間』，岩波書店（1965）．

エリス・ピーターズ（岡本浜江訳），『修道士の頭巾』，社会思想社（1991）．

ビートたけし，『たけしの最新科学教室』，新潮文庫（2010）．

日野恵司，『薬学よもやまばなし』，同文書院（1975）．
D.C.A. ヒルマン（森夏樹訳），『麻薬の文化史』，青土社（2009）．
廣田鋼蔵，『明治の化学者』，東京化学同人（1988）．

マーティン・ブース（田中昌太郎訳），『阿片』，中央公論社（1998）．

ローラ・フォアマン（岡村圭訳），『悲劇の女王クレオパトラ』，原書房（2000）．

福岡大学学生部編，『酒・ドラッグそしてエイズ』，三共出版（1998）．

福田実，『私は薬に殺される』，幻冬舎（2003）．

船山信次，『アルカロイド　毒と薬の宝庫』，共立出版（1998）．

船山信次，『図解雑学 毒の科学』，ナツメ社（2003）．

船山信次，『有機化学入門』，共立出版（2004）．

船山信次，『毒と薬の科学　毒から見た薬・薬から見た毒』，朝倉書店（2007）．

船山信次，『毒と薬の世界史　ソクラテス，錬金術，ドーピング』，中公新書（2008）．

船山信次，『アミノ酸　タンパク質と生命活動の化学』，東京電機大学出版局（2009）．

船山信次，『〈麻薬〉のすべて』，講談社現代新書（2011）．

船山信次，『毒の科学』，ナツメ社（2013）．

常石敬一,『消えた細菌戦部隊　関東軍第七三一部隊』, 筑摩書房 (1993).
常石敬一,『医学者たちの組織犯罪　関東軍第七三一部隊』, 朝日文庫 (1999).
常石敬一,『20世紀の化学物質　人間が造り出した“毒物”』, 日本放送出版協会 (1999).
常石敬一,『化学物質は警告する 「悪魔の水」から環境ホルモンまで』, 洋泉社新書y (2000).
常石敬一,『化学兵器犯罪』, 講談社現代新書 (2003).
富永裕久,『図解雑学 元素』, ナツメ社 (2005).
ピエール・ドニケル (松岡芳隆, 松岡慶子訳),『向精神薬の話』, 白水社 (1968).
外山ひとみ,『ニッポンの刑務所』, 講談社現代新書 (2010).

内藤裕史,『中毒百科　事例・病態・治療』, 南江堂 (2001).
中井将善,『知っておきたい毒草100種の見分け方』, 金園社 (1988).
長沢栄史,『日本の毒きのこ』, 学習研究社 (2003).
中澤泰男,『薬毒物と生体との相互作用』, 南山堂 (1992).
長野智子,『麻薬の運び屋にされて』, 扶桑社 (2003).
中原雄二,『薬物乱用の本　覚せい剤からシンナー・大麻まで』, 研成社 (1983).
中村梧郎,『母は枯葉剤を浴びた　ダイオキシンの傷あと』, 新潮文庫 (1983).
中村希明,『薬物依存』, 講談社ブルーバックス (1993).
中山純,『悪い薬』, データハウス (1990).
長吉秀夫,『大麻入門』, 幻冬舎新書 (2009).
七三一研究会編,『細菌戦部隊』, 晩聲社 (1996).
鍋島俊隆,『脳と心に効く薬を創る』, 岩波科学ライブラリー (2004).
難波恒雄, 御影雅幸,『毒のある植物』, 保育社カラーブックス (1983).
西岡一,『遺伝毒物』, 講談社ブルーバックス (1976).
西村佑子,『魔女の薬草箱』, 山と溪谷社 (2006).
日本化学会編,『生物毒の世界』, 大日本図書 (1992).
日本公定書協会編,『日本薬局方初版 (複製版)』, 廣川書店 (1965).

シュルテス，ホフマン，レッチュ（鈴木立子訳），『図説快楽植物大全』，東洋書林（2007）．

白川静，『常用字解』，平凡社（2003）．

杉山二郎，山崎幹夫，『毒の文化史』，学生社（1990）．

鈴木譲仁，『「猛毒大国」中国を行く』，新潮新書（2008）．

鈴木勉監修，田中真知著，『毒学教室』，学研教育出版（2011）．

鈴木勉監修，『毒と薬』，新星出版社（2015）．

鈴木陽子，『麻薬取締官』，集英社新書（2000）．

関崎正夫，『化学よもやま話』，東京化学同人（2000）．


高田明和，『脳内麻薬の真実』，ＰＨＰ研究所（1996）．

高橋大輔，『間宮林蔵・探検家一代　海峡発見と北方民族』，中公新書ラクレ（2008）．

高山一彦，『ジャンヌ・ダルク』，岩波新書（2005）．

武田英子，『地図から消された島』，ドメス出版（1987）．

武まゆみ，『完全自白　愛の地獄』，講談社（2002）．

立木鷹志，『毒薬の博物誌』，青弓社（1996）．

辰野高司編，『対談でつづる昭和の薬学の歩み』，薬業時報社（1994）．

辰野高司，『カビがつくる毒』，東京化学同人（1998）．

辰野高司，『日本の薬学』，薬事日報社（2001）．

田所作太郎，『毒と薬と人生』，上毛新聞社（1998a）．

田所作太郎，『麻薬と覚せい剤』，星和書店（1998b）．

譚璐美，『阿片の中国史』，新潮新書（2005）．

地下鉄サリン事件被害者の会，『それでも生きていく　地下鉄サリン事件被害者手記集』，サンマーク出版（1998）．

陳舜臣，『実録アヘン戦争』，中央公論社（1971）．
A.T. Tu，『身のまわりの毒』，東京化学同人（1988）．
A.T. Tu，『続身のまわりの毒』，東京化学同人（1993）．
A.T. Tu，井上尚英監修，『中毒学概論』，薬業時報社（1999）．
A.T. Tu，『事件からみた毒　トリカブトからサリンまで』，化学同人（2001）．
A.T. Tu，『生物兵器，テロとその対処法』，じほう（2002）．
柘植久慶，『麻薬戦争地図』，中公文庫（1996）．

ジャン・コクトー（堀口大学訳），『阿片』，角川書店（1996）．

後藤直良，『作家と薬』，薬事日報新書（2000）．

リチャード・ゴードン（倉俣トーマス旭，小林武夫訳），『歴史は病気でつくられる』，時空出版（1997）．

小林司，『心にはたらく薬たち』，人文書院（1993）．

小林照幸，『毒蛇』，TBSブリタニカ（1992）．

小林照幸，『続毒蛇』，TBSブリタニカ（1993）．

小林照幸，『海洋危険生物』，文春新書（2002）．

小宮豊隆編，『寺田寅彦随筆集第五巻』，岩波文庫（1948）．

小森榮，『薬物から家族を守る』，三一書房（1998）．

小森榮，『ドラッグ社会への挑戦』，丸善（1999）．

小山昇平，『日本の毒キノコ150種』，ほおずき書籍（1992）．
K．ゴルトアンマー（柴田健策，榎木真吉訳），『パラケルスス』，みすず書房（1986）．

齋藤勝裕，『毒の事件簿』，技術評論社（2012）．

齋藤實正，『オリザニンの発見　鈴木梅太郎伝』，共立出版（1977）．

佐竹元吉編著，『毒と薬の科学』，日刊工業新聞社（2015）．

佐藤健太郎，『化学物質はなぜ嫌われるのか』，技術評論社（2008）．

佐藤哲男，『毒性生化学』，廣川書店（1993）．

佐藤哲彦，清野栄一，吉永嘉明，『麻薬とは何か　「禁断の果実」五千年史』，新潮選書（2009）．

佐藤有樹，『薬物依存症』，KKベストセラーズ（2000）．

佐野眞一，『阿片王　満州の夜と霧』，新潮社（2005）．

澤田康文，『しのびよる身近な毒』，羊土社（1998）．

塩見一雄，長島裕二，『海洋動物の毒』，成山堂書店（1997）．

志賀潔，『志賀潔　或る細菌学者の回想』，日本図書センター（1997）．

死に至る薬と毒の怖さを考える会編，『図解中毒マニュアル　麻薬からサリン，ニコチンまで』，同文書院（1995）．

柴田鉄治，『科学事件』，岩波新書（2000）．

澁澤龍彦，『毒薬の手帖』，河出書房新社（1984）．

ジーボルト（斎藤信訳），『江戸参府紀行』，平凡社東洋文庫（1967）．

清水藤太郎，『日本藥學史』，南山堂（1949）．

レイチェル・カーソン（青樹簗一訳），『沈黙の春』，新潮社（1987）．

ラリー・カーツェンスタイン（山下篤子訳），『バイアグラ』，三田出版会（1998）．

門崎允昭，『アイヌの矢毒　トリカブト』，北海道出版企画センター（2002）．

金尾清造，『長井長義傳』，日本薬学会（1960）．

金井貴一，『毒殺　小説・帝銀事件』，廣済堂出版（1999）．

唐木英明（著・監），『暮らしのなかの死に至る毒物・毒虫60』，講談社（2000）．

刈米達夫，小林義雄，『有毒植物・有毒キノコ』，廣川書店（1979）．

川合述史，『一寸の虫にも十分の毒』，講談社（1997）．

清原重巨，『草木性譜・有毒草木図説』，八坂書房（1989）：オリジナルは，それぞれ3巻，2巻本として1827年発行．

ド・クインシー（野島秀勝訳），『阿片常用者の告白』，岩波文庫（2007）．

楠木誠一郎，『恐怖の毒薬犯罪99の事件簿』，二見書房（1998）．

宮内庁正倉院事務所監修，『正倉院』，（財）菊葉文化協会（1993）．

宮内庁正倉院事務所編（柴田承二監修），『図説 正倉院薬物』，中央公論新社（2000）．

久万楽也，『麻薬物語』，井上書房（1960）．

暮らしに潜む危険を考える会，『図解中毒マニュアルPART 2』，同文書院（1995）．

アガサ・クリスティー（高橋恭美子訳），『蒼ざめた馬』，ハヤカワ文庫（2004）．

栗田子郎，『ヒガンバナの博物誌』，研成社（1998）．

ティリーザ・グリーナウェイ（遠藤秀紀，武田正倫，山崎柄根訳），『毒をもつ動物』，丸善（1998）．
L. グリンスプーン，J. B. バカラー（杵淵幸子・妙木浩之訳），『サイケデリック・ドラッグ　向精神物質の科学と文化』，工作舎（2000）．
軍司貞則，『麻薬脱出』，小学館（2001）．

厚生省医薬安全局毒物劇物研究会編，『改訂新版毒物劇物取扱の手引』，時事通信社（1998）．

厚労省医薬局麻薬対策課，『個人輸入した未承認医薬品等の服用後に発生した健康被害事例について』，2002年7月12日．

井上尚英,『生物兵器と化学兵器』, 中公新書 (2003).
井上尚英,『図解雑学 生物・化学兵器』, ナツメ社 (2008).
井上靖,『天平の甍』, 中央公論社 (1957).
今泉忠明,『猛毒動物の百科 (改訂版)』, データハウス (1999).
「飲食物・嗜好品と医薬品の相互作用」研究班編,『飲食物・嗜好品と医薬品の相互作用』, じほう (1998).
上野正彦,『毒殺』, 角川書店 (1999).
上野正彦,『死体は生きている』, 角川書店 (1990).
上野正彦,『死体は告発する　毒物殺人検証』, 角川文庫 (2001).
上野正彦,『男と女の悲しい死体』, 青春出版社 (2003).
植松黎,『毒草の誘惑』, 講談社 (1997).
植松黎,『毒草を食べてみた』, 文藝春秋 (2000).
宇賀田為吉,『タバコの歴史』, 岩波書店 (1973).
梅谷献二, 安富和男,『毒虫の話』, 北隆館 (1969).
梅原寛重,『薬草と毒草』, 博品社 (1998).
浦山隆雄,「ファルマシア」, 44 巻, 1183 頁 (2008).
江口圭一,『日中アヘン戦争』, 岩波書店 (1988).
John Emsley (渡辺正・久村典子訳),『毒性元素　謎の死を追う』, 丸善 (2008).
大木幸介,『毒物雑学事典』, 講談社 (1984).
大木幸介,『麻薬・脳・文明』, 光文社カッパ・サイエンス (1990).
大熊規矩男,『タバコ　この不思議なたのしみ』, 現代教養文庫, 社会思想社 (1961).
大熊規矩男,『日本のタバコ』, 現代教養文庫, 社会思想社 (1963).
大場秀章編著,『植物分類表』, アボック社 (2009).
大原健士郎編,「現代のエスプリ No.75, 麻薬」, 至文堂 (1973).
岡崎寛蔵,『くすりの歴史』, 講談社 (1976).
緒方章,『一粒の麦』, 廣川書店 (1960).
岡部進,『くすりの発明・発見史』, 南山堂 (2007).
小川賢一, 篠永哲, 野口玉雄監修,『危険・有毒生物』, 学習研究社 (2003).
小野好恵編集,「カイエ 特集・麻薬　人工楽園の神話」, 冬樹社 (1979).

貝谷久宣,『脳内不安物質』, 講談社 (1997).

参考文献

愛新覚羅浩,『流転の王妃の昭和史』, 新潮文庫 (1992).
青井石子,『長井長義書簡抄』, 私家版 (1929).
朝比奈晴世,『麻薬』, 南江堂 (1960).
朝比奈泰彦編,『正倉院藥物』, 植物文獻刊行會, 大阪 (1955).
アイザック・アシモフ (玉虫文一, 竹内敬人訳),『化学の歴史』, 河出書房 (1977).
天野宏,『薬の雑学事典』, 講談社文庫 (2009).
有村朋美,『プリズン・ガール』, ポプラ社 (2005).
有本香,『なぜ, 中国は「毒食」を作り続けるのか』, 祥伝社新書 (2009).
有吉佐和子,『華岡青洲の妻』, 新潮社 (1970).
安藤更生,『鑑真和上』, 吉川弘文館 (1967).
飯沼和正, 菅野富夫,『高峰讓吉の生涯　アドレナリン発見の真実』, 朝日選書 (2000).
筏義人,『環境ホルモン』, 講談社ブルーバックス (1998).
生田哲,『脳と心をあやつる物質』, 講談社ブルーバックス (1999).
生田哲,『脳に効く快楽のクスリ』, 講談社プラスアルファ文庫 (2000).
石川元助,『毒矢の文化』, 紀伊國屋書店 (1963).
石川元助,『毒薬』, 毎日新聞社 (1965).
石川元助,『ガマの油から LSD まで』, 第三書館 (1990).
石郷岡純, 薬物依存の病態と治療,「ファルマシア」, 34 巻, 905 頁 (1998).
石坂哲夫,『くすりの歴史』, 日本評論社 (1979).
石田名香雄, 日沼賴夫,『病原微生物学』, 金原出版 (1969).
石田行雄,『不老不死と薬　薬を求めた人間の歴史』, 築地書館 (1992).
石橋長英, 小川鼎三, 木村康一監修,『薬と人間』, スズケン (1982).
石山禎一,『シーボルト』, 里文出版 (2000).
一戸良行,『麻薬の科学』, 研成社 (1982).
一戸良行,『毒草の歳事記』, 研成社 (1988).
一戸良行,『毒草の雑学』, 研成社 (1980).
一戸良行,『古代がみえてくる本　毒からの発想』, 研成社 (1993).
一戸良行,『世紀を超えて広がる「毒」』, 研成社 (2001).
井上堯子,『乱用薬物の化学』, 東京化学同人 (2003).

著者紹介
船山信次（ふなやま　しんじ）
1951年仙台市生まれ。東北大学薬学部卒業、同大学大学院薬学研究科博士課程修了。薬剤師・薬学博士。天然物化学・薬用植物学・薬史学専攻。イリノイ大学薬学部博士研究員、北里研究所微生物薬品化学部室長補佐、東北大学薬学部専任講師、青森大学工学部教授、日本薬科大学教授などを経て、現在、日本薬科大学特任教授。日本薬史学会常任理事。
著書に『毒と薬の世界史』（中公新書）、『毒の科学』（ナツメ社）、『〈麻薬〉のすべて』（講談社現代新書）、『アルカロイド―毒と薬の宝庫』（共立出版）、『毒と薬の文化史』（慶應義塾大学出版会）などがある。TV出演にNHK「爆笑問題のニッポンの教養（file082 ヒトと毒薬」など。

この作品は、2012年6月にPHPサイエンス・ワールド新書として刊行された『毒』を加筆・修正したものです。

ＰＨＰ文庫　毒
青酸カリからギンナンまで

2019年10月14日　第１版第１刷

著者　船山信次
発行者　後藤淳一
発行所　株式会社ＰＨＰ研究所
東京本部　〒135-8137 江東区豊洲5-6-52
第四制作部文庫課　☎03-3520-9617(編集)
普及部　☎03-3520-9630(販売)
京都本部　〒601-8411 京都市南区西九条北ノ内町11
PHP INTERFACE　https://www.php.co.jp/
組版　朝日メディアインターナショナル株式会社
印刷所
製本所　図書印刷株式会社

ISBN978-4-569-76963-9

PHP文庫好評既刊

怖くて眠れなくなる科学

竹内 薫 著

「普段着で宇宙空間に飛び出したら死因は？」「電磁波で人の行動を操れる装置」など、夜に眠れなくなる科学の〝怖い世界〟へようこそ。

定価 本体七〇〇円（税別）